子どもの心理発達の臨床

定型発達からわかる！
アタッチメント症（愛着障害），
不登校・不適応の支援と対応

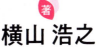
著
横山 浩之
福島県立医科大学
ふくしま子ども・女性医療支援センター

診断と治療社

推薦のことば

　本書の著者は，日本を代表する小児神経医学の専門家であり，特に神経発達症（発達障害）や心理発達の分野で広く知られています．本書『子どもの心理発達の臨床—定型発達からわかる！アタッチメント症（愛着障害），不登校・不適応の支援と対応』は，子どもの心理発達に関する包括的な知識を提供する 1 冊であり，基礎理論から臨床現場での応用までを網羅した，子どもの発達を深く理解するための必携書です．

　著者は謙虚に「本書は専門書ではなく，専門書を読む準備のための本」と述べていますが，その内容は極めて充実しています．本書では，Piaget の心理発達理論といった基礎知識から，神経発達症やマルトリートメント（子ども虐待）が子どもに及ぼす影響に関する臨床知見や最新の研究成果まで，幅広いテーマが丁寧に解説されています．また，各発達段階で直面する課題や，不登校や不適応といった現代的な問題への具体的な対応策も示されており，子どものこころの健全な成長を支えるための重要な指針を提供しています．

　本書は，子育て中の保護者や教育者，医療従事者にとどまらず，心理学を学ぶ学生にとっても，実践的で有益な内容となっています．

　Unit 1 では，心理発達の基本原則や子ども特有の心理的配慮について，Piaget の発達理論に著者の知見を融合させた科学的な視点から説明されています．さらに，防衛機制を通じて子どもの行動の背景にある心理を読み解く方法や，子ども虐待に関する詳細な解説は，日常的にも役立つ実践的な知識として大いに参考になります．

　Unit 2 では，定型発達における心理発達課題を年齢ごとに具体的に解説しています．アタッチメント（愛着）形成，しつけ，集団遊び，自我の目覚めなど，子どもの成長過程で直面する課題をわかりやすく説明し，日常生活での対応方法についても触れています．これにより，発達段階に応じた適切な支援が可能になります．

　Unit 3 では，心理発達からの逸脱が引き起こす様々な問題について，DSM-5-TR に基づいた解説が展開されています．反応性アタッチメント症や脱抑制型対人交流症，不登校や不適応，さらには映像メディア過剰曝露など，現代の子どもたちが直面する課題への理解が深まり，それらにどう向き合うべきかを考えるきっかけを提供しています．

　Unit 4 では，治療的介入の具体例やペアレントトレーニング，ソーシャルスキルトレーニング（SST）の意義について詳しく説明されています．特に，アタッチメント形成に課題がある子どもに対する多角的なアプローチは，保護者や支援者にとって大きな助けとなるでしょう．

　著者の豊富な臨床経験と深い学識が凝縮された本書は，子どもの発達や心理的ケアにかかわるすべての人にとって必読の 1 冊です．特に臨床家にとっては，日々の実践を支える貴重なガイドとなることでしょう．本書を通じて，多くの子どもとその家族がよりよい未来へと導かれることを心より願っています．

2025 年 1 月

福井大学子どものこころの発達研究センター発達支援研究部門
友田明美

序文

筆者は現在でいう専攻医時代に，自閉スペクトラム症や注意欠如多動症などの神経発達症群の子どもの見方を学ぶ機会があった．しかしながら，診療のなかでは，神経発達症群の症状以外のことを相談されることも多く，不登校に至った子どもも外来に来ることも多かった．いまなら簡単に答えられることでも，当時は対処法もわからず（筆者が）困っていた．

困っていた筆者を救ってくれたのは，冨田和巳氏の講演であった．法政出版から出された『子どもたちの警告～不登校・いじめは日本の文化』『不登校克服マニュアル～助けを求める子どもたち』を読み，神経発達症群に適応反応症（適応障害）の合併のある子どもを理解できるようになった．加えて，筆者に様々なことを教えてくださったのは精神科医の白橋宏一郎先生であったこともあり，精神障害の知識も小児科医にしては豊富で，精神障害の除外も可能であったのは幸運であった．

かくして，筆者自身がわからないのは，神経発達症群の症状でもなければ，精神障害による症状でもないもので，まさに本書で記す心理的な問題による症状であった．保育所の巡回指導で正常な発達の諸問題を学んだり，各種の文献を読みあさることで，筆者がわからなかった諸症状への対処も少しずつ可能となった．こうなってみると，神経発達症群の子どものことで相談を受けても，実は，定型発達の子どもでも同じことが起こる相談事項がたくさんあることもわかるし，時には対処しないほうが好結果を生むこともあるのを学んだ．

本書では，筆者が理解できた子どもの定型発達の心理発達過程を通して，環境要因により病的な心理発達過程にある子どもやその筆者なりの対処法についてふれていきたい．拙著『軽度発達障害の臨床』初版の序文に「本書は専門書ではない．専門書を読めるようになる準備のための本である．それゆえに厳密さや穏当さを欠くところもあるかもしれない」と書いたが，本書も同様である．読者のご批正を受けて，筆者自身も成長したいと思う．

本書は，冨田和巳氏（こども心身医療研究所）の著作や講演からの学びの成果であり，氏に心から深謝するとともに，ご批正をいただきたい．Unit 4 は，山形県内で校長を務められた庄司健二氏，養護教諭を務められた土屋隆子氏をはじめとして，筆者の大学院公開ゼミにご参加いただいた教員の実践である．この場を借りて，御礼申し上げたい．

友田明美氏（福井大学子どものこころの発達研究センター）にはマルトリートメントに関して，石井玲子氏（いしい醫院／かみのやま病院）には児童・思春期の精神科学全般に関して，小野寺爽氏（かみのやま病院）には防衛機制に関して，磯村毅氏（スマホ依存防止学会代表）には映像メディアの問題に関してご支援いただき，本書の編集には坂上昭子氏のお世話になった．また，宮城県内，福島県内の小児科医の仲間に，本書の原稿を読んでいただき，理解可能な内容かどうかをご検討いただいた．この場を借りて，厚く御礼申し上げたい．

2025 年 1 月

横山浩之

Contents

子どもの心理発達の臨床
定型発達からわかる！アタッチメント症（愛着障害），
不登校・不適応の支援と対応

推薦のことば ……………………………………………………………… 友田明美 iii

序文 …………………………………………………………………………………………… v

用語および症例について ……………………………………………………………… ix

Unit 1 心理発達の基本を探る

1-1　心理発達の原則と臨床心理学——心理学にも法則がある …………………… 2

1-2　子ども特有の心理学上の配慮事項——運動発達・認知発達と心理発達にかかわる ……… 5

1-3　心理的な反応と精神症状——違いは「わかる」か，「わからない」か ……………… 10

1-4　こころの問題による身体症状——しっかり鑑別して治療しよう …………………… 12

1-5　マルトリートメントとは——こころと脳を傷つける ………………………………… 15

1-6　自傷行為とその対応——みえない苦痛を探し出そう ………………………………… 19

1-7　自殺企図・自殺とその対応——「あきらめ」を見逃さない ………………………… 24

1-8　非行とその対応——マルトリートメントを見逃さない ……………………………… 29

Unit 2 定型発達の心理発達課題

2-1　心理発達課題とは——年齢に応じたこころの学習がある …………………………… 34

2-2　0歳児の課題「アタッチメント形成」——人を無条件に信用する能力 …………… 36

2-3　アタッチメント形成と共同注意——共同注意の遅れは要注意 ……………………… 39

2-4　1歳児の課題「しつけの基本」——「イヤイヤ期」到来を喜ぼう ………………… 42

2-5　0・1歳児の課題と「からだを使った遊び」
　　　——"からだ"と"こころ"が"ことば"を育てる ……………………………… 44

2-6　2歳児の課題「同世代とのかかわり」——よい習慣を身につける絶好のタイミング ……… 48

2-7　3歳児の課題「自我の目覚め」
　　　——ことばで叱らず表情で叱る．増やしたい行動にきちんと相手をする ………… 51

2-8　4歳児の課題「ルールを理解して行動する」——学童期に生じる問題に備える ……… 53

2-9　5歳児の課題「一次反抗期」——「ルールを理解して行動する」からこそ生じる ……… 55

2-10　8歳児の課題「ギャングエイジ」——集団の意見と個人の意見に折り合いをつける ……… 57

2-11　思春期前夜の課題「こころの黒板」と思春期の課題「自律」
　　　——目を離さずに，手を離す …………………………………………………………… 60

2-12　青年期の課題「アイデンティティの形成」——形成の失敗例は「引きこもり」かも ……… 63

Unit3 心理発達課題からの逸脱で何が起こるか

3-1	反応性アタッチメント症——人を信用できず，人を避ける	68
3-2	脱抑制型対人交流症——人を信用できず，人を利用して扱う	71
3-3	アタッチメント症：Zeanah の提唱による——RAD/DSED の周辺にいる子どもたち	73
3-4	映像メディアの問題と依存症(嗜虐)	
	——安心して人に依存できない …背景にあるアタッチメント症	76
3-5	解離症群——心理的に病的な健忘	81
3-6	心的外傷後ストレス症(PTSD)——トラウマとは死にかかわる体験と性暴力の体験	84
3-7	不登校と適応反応症——誘因と原因を区別する	90
3-8	神経発達症群と不登校・不適応——発見の遅れによる不利益	93
3-9	精神障害と不登校・不適応——誘因がはっきりしない	96
3-10	心理的諸問題と不登校・不適応——各時期のキーパーソンの存在の重要性	99
3-11	アタッチメント形成と不登校・不適応——RAD/DSED から発達性トラウマ障害へ	101
3-12	しつけの基本と不登校・不適応——反抗挑発症の原因になり得る	103
3-13	自我の目覚め，一次反抗期と不登校・不適応	
	——ペアレントトレーニング技法を使いこなそう	106
3-14	群れ(ギャングエイジ)と不登校・不適応——折り合うことを学ばせるために	110
3-15	思春期前夜の課題と不登校・不適応——背景にある子どもの失望に気がつこう	113
3-16	思春期の課題と不登校・不適応——自律の失敗は引きこもりを招くかも	117

Unit4 治療的介入について

4-1	0 歳児の課題の失敗への対応——母親役・父親役の役割分担で対応	122
4-2	0 歳児の課題の失敗に対する父親役(担任)の対応	
	——ペアレントトレーニング技法で手本を作る	124
4-3	0 歳児の課題の失敗に対する母親役(個別指導役)の対応	
	——優しく見守り，手本をみせる	127
4-4	0 歳児の課題の失敗に対する校長の役割——校長のリーダーシップの重要性	131
4-5	映像メディアの問題による行動異常とその対応	
	——幼児期・学童期・思春期以降で異なる対策	133
4-6	心理的安定とカウンセリング——トラウマの再体験にならないように	136
4-7	心理的問題・精神障害を抱える保護者への対応——二つの共感を区別しよう	139

索引	141
著者紹介	145

■ CASE・COLUMN ■

Unit 1　心理発達の基本を探る

CASE 1　不登校〔10 歳，女子／最終診断；全般不安症（全般性不安障害）〕 …… 11

CASE 2　自傷行為を主訴とした不登校（14 歳，女子） …… 22

CASE 3　緊急性の高い自殺念慮例（9 歳，男子） …… 27

COLUMN 1　筆者がよく用いる心理検査 …… 18

COLUMN 2　摂食症群について …… 28

COLUMN 3　非行をはじめてみつけたときに…… …… 32

Unit 2　定型発達の心理発達課題

CASE 4　ネグレクトによる運動・精神発達の遅れ（3 か月，女児） …… 41

CASE 5　痙性両麻痺（軽度），言語発達遅滞（11 か月，女児） …… 45

CASE 6　映像メディアの問題による登園しぶり（年中の 4 歳，男児） …… 54

CASE 7　ギャングエイジを誤習得したまま青年期に至った女性（21 歳，女性） …… 65

COLUMN 4　マルトリートメントに気が付くために …… 38

COLUMN 5　心理発達研究における共同注意（広義の共同注意） …… 41

COLUMN 6　「自我の目覚め」直前の言語発達 …… 49

COLUMN 7　治療的退行とは …… 54

COLUMN 8　一次反抗期という用語 …… 56

COLUMN 9　保護者のいい分を聞くときに…… …… 58

COLUMN 10　ギャングエイジが障害告知に与える影響 …… 59

COLUMN 11　男女差について …… 62

COLUMN 12　中 1 ギャップとは …… 62

Unit 3　心理発達課題からの逸脱で何が起こるか

CASE 8　反応性アタッチメント症（2 歳，女児） …… 70

CASE 9　脱抑制型対人交流症（4 歳，男児） …… 72

CASE 10　アタッチメント症：選択的なアタッチメント対象がない（1 歳 9 か月，男児） …… 75

CASE 11　解離性同一症（10 歳，男子） …… 82

CASE 12　不登校に陥った軽度知的発達症（小学 3 年，女子） …… 94

CASE 13　極めて高い IQ に伴って発症した抑うつエピソード（小学 4 年，男子） …… 97

CASE 14　社交不安症（社交不安障害）（中学 1 年，女子） …… 98

CASE 15　「1 歳児の課題」習得失敗による行動異常（9 歳，男子） …… 104

CASE 16　「自我の目覚め」の課題習得失敗による行動異常（6 歳，男子） …… 109

CASE 17　「ギャングエイジ」の課題習得失敗による不登校（10 歳，女子） …… 112

CASE 18　映像メディアの過剰曝露による不登校から脱却できた例（13 歳，男子） …… 115

CASE 19　映像メディアの過剰曝露による不登校から脱却できなかった例（13 歳，男子） …… 115

COLUMN 13　映像メディアの問題に対する薬物療法 …… 80

COLUMN 14　DSM-5-TR における解離症群 …… 82

COLUMN 15　心的外傷後ストレス症（PTSD）の病名のひとり歩き …… 89

COLUMN 16　登校しぶりの時期と不登校の原因 …… 92

COLUMN 17　映像メディアの問題が不登校の臨床にもたらしたこと …… 98

COLUMN 18　日本式民主主義 …… 100

COLUMN 19　0・1 歳児の課題と自我の目覚め以降の問題の見分けかた …… 108

COLUMN 20　小 1 プロブレムへの対応 …… 109

COLUMN 21　性別違和について …… 116

COLUMN 22　引きこもりとその支援 …… 119

Unit 4　治療的介入について

CASE 20　父の自殺企図に付き合わされた PTSD（小学 4 年，女子） …… 138

COLUMN 23　保育所における母親役 …… 130

COLUMN 24　マルトリートメント対応における校長のリーダーシップの重要性 …… 131

COLUMN 25　東日本大震災と PTSD …… 137

用語および症例について

① 本書では原則として，DSM-5-TR に従って病名を記載したが，姉妹書の『発達障害の臨床―レッテル貼りで終わらせない よき成長のための診療・子育てからはじめる支援』では，DSM-5-TR 以前に出版されたことから，DSM-5 の標記を初出のみ併記した．なお，本書で掲載している DSM-5-TR の診断基準は，日本語発刊前に原著より筆者が訳したものである．現時点では，正式な翻訳がでているので，そちらをご参照されたい．

　例　反応性アタッチメント症（反応性愛着障害）

　　　※（　）内が DSM-5 の標記

② 本書では，「母親」ということばを，primary caregiver（第一養育者）やジェンダーとしての母親（子どもにとっての最初の安全基地）の意味で記載している場合がある．この場合には，「<u>母親</u>（下線付き）」と記載した．この場合には生物学的な意味での母親を意味しているわけではない．「<u>父親</u>（下線付き）」も同様である．なお，Unit 4 における「母親役」「父親役」のことばについては，○○役と記載があるので，下線をつけていない．

③ 本書で取り上げた症例は，筆者が経験した複数症例の生育歴，症状，治療的介入等を組み合わせて作成した架空の症例である．

Unit 1

心理発達の基本を探る

Unit 1 心理発達の基本を探る

Unit 1-1 心理発達の原則と臨床心理学
──心理学にも法則がある

1 心理学とは

　一般的に，心理学というと，こころのありようがわかる……すなわち，心情の読み取りを行う学問と思いがちだ．確かにそのような一派もあるが，医療や心理臨床で行われる心理学は臨床心理学とよばれる．臨床心理学とは，精神面で何らかの不調をきたした児・者の理解や支援を行うためのツールといってよい．

　筆者の理解では，心理学とは，人間をある環境におくと，どんな**反応**をするかを**分類**する学問である．すなわち，患者（クライアント）の現在に至る環境と行動を知ることによって，患者がどのように考えているのかを察して理解することができる．よって，どのように支援を行うことが，患者の心理発達を促せるかもわかる．

2 心理発達の原則

　たとえば，赤ちゃん，小学生，高校生を，見知らぬ場所においたとしよう．そのときの行動はまるで異なる．赤ちゃんは保護者を求めて泣くだけであろう，一方，小学生は誰かに助けを求めるであろうし，高校生なら，知っている場所にたどり着く手法を自己解決でみつけるかもしれない．このように，ある環境に人間をおいたときの行動は認知発達や心理発達の段階によって大きく異なる．人間の発達にみられる一般的な特徴をあえて記す．当たり前すぎて，読者に怒られるかもしれないが，臨床心理学的な問題を解決する経験を積むほど，経験則であるこれらの特徴の意義を感じ取るであろう．

① 発達は一定の順序に従う

　身体発達でも，認知発達でも，心理発達でも同じである．身体発達なら，定頸（首が座ること）後に，お座りが可能で，その後に立位が可能となる．心理発達では，アタッチメント形成の対象（安全基地）に依存することを覚えてから，独立への道を歩む．

② 発達は連続的であるが，段階的である

　身体発達でも，手を前についてお座りすることから始まり，上肢でバランスをとりながら座ることを覚え，さらには，手の自由を獲得したお座りに変わる．この意味で発達は連続的であるが，お座りができる時期とできない時期では，行動は大きく異なる．すなわち，段階的といえる．心理発達でも，**自我の目覚め**（→ Unit 2-7）がくると，急に保護者のいいなりにはならなくなる．しかし，この時期を過ぎると，ルールを覚え始める（→ Unit 2-8）．

③ **行動は欲求により行われるが，発達水準によって限定される**

　子どもを体育館に連れて行ったとする．1歳の誕生日の頃の子どもは，保護者のもとから離れるのをいやがるが，2歳の子どもは，保護者から離れて，走ったり，遊んだりするだろう．さらに年齢が進めば，ボールや道具を探して遊ぶことであろう．このように，認知発達や運動発達段階によって，行動が異なってくる．

④ **発達可能性は予測できる**

　発達は一定の順序に従うことから，次に何がいつ頃できるかが予測できるかもしれない．定型発達では生後3か月で定頸，6か月でお座りであるが，運動発達遅滞で生後6か月で定頸なら，12か月でお座りが可能となるだろう．心理発達の場合でも同様である．

⑤ **発達には決定的な危機(課題)がある**

　心理発達では，習得しやすい時期がある．たとえば，誕生から1年の間は「人を信用する能力(→ Unit 2-2)」を習得する好期である．この時期に習得できなかった場合には，その後の心理発達課題を誤習得していく可能性がある．もちろん，「人を信用する能力」をその後に習得することは可能であるが，好期に比べれば習得に努力と時間を要する．このことから，年齢にふさわしい心理発達課題のことを危機と表現されてきた．

3　葛藤と防衛機制

　葛藤(コンフリクト)とは，相反する欲求があって，そのどちらの行動を行うか迷う状況といえる．葛藤には3種類に分類される(**表1**)．

　人間は葛藤がある状況では，なんらかの行動をとって打開しようとする．打開方法の分類が，**防衛機制**(**表2**)であると考えるとわかりやすい．本人の状況から葛藤の存在を知り，行動の様子からどの防衛機制をとっているかを知ると，本人にどのような支援が望まれるかがわかることがある．たとえば，不登校は防衛機制という点で考えると逃避という選択をしていることになる．

　防衛機制とは，自我が認識した否認したい欲求やできごとから，自我を守るための手段としての行動類型を示す．これらの行動類型は，本人の意識ゆえかどうかを問わない．すなわち，無意識にこのような行動をとることもある．

表1　葛藤(コンフリクト)の分類

① 接近−接近型	修学旅行の自由行動時間に行きたい場所が二つある．一つは友人も行きたいといっているが，もう一つは誰も行きたがらない．単独行動するか，友だちづきあいをとるかで迷っている
② 接近−回避型	太りたくない，でもケーキは食べたい 勉強したくない，でもテストでよい点数をとりたい
③ 回避−回避型	勉強したくない，でも追試を受けたり補習を受けたりするのもいやだ

Unit 1-1　心理発達の原則と臨床心理学──心理学にも法則がある　　3

表 2　防衛機制の例

抑圧 / 否認	実現困難な欲求や苦痛な体験，感情，思考，記憶などを意識の外に（抑圧は無意識下で，否認は意識下で）追い出してしまう	「いやなことなんか忘れてしまえ」
逃避	現実から逃れる．適応ができない状況から逃れる	「逃げるも一手」
退行	耐え難い状況に直面したとき，子どものようにふるまう．未熟な段階の行動に逆戻りしたり，未分化な思考や表現様式をとって周囲の気を引く（弟や妹が産まれて，赤ちゃん返り）	「童心に帰る」
置き換え	欲求が阻止されると，要求水準を下げたり変えたりして満足する	「手を打つ」
転移	特定の人に向けた感情を，よく似た人に向け変える	
転換	不満や葛藤を身体症状に置き換える	
昇華	反社会的な欲求感情を，社会的に承認される価値ある行動に置き換える	
補償	劣等意識を他の形で補う	「数学は苦手だけど，国語は得意だからいい」
反動形成	抑圧した思いが表面に出ないように，本来の欲求と正反対の行動をとる	「本音と建て前」
打ち消し	不安や罪悪感を別の行動や考えで打ち消そうとする	「浮気の後で，本来のパートナーに優しくする」
隔離	思考と感情，感情と行動を切り離して，自分を守る	「嫌なことをされても，クールに対処」
取り入れ	相手の属性を自分のものとする	
同一視（同一化）	他者の真似をして，他者の能力や状況をあたかも自分のことのようにふるまう	「相手にあやかる」
投影（投射）	自己の弱点や認めがたい感情を他人に置き換え，批難することで自己防衛する	「疑心暗鬼を生じる」
合理化	仕事の失敗を，仕事を与えた上司のせいにする	「責任転嫁」
知性化	受け入れ難い感情や欲求を，知識で処理しようとする	「就活に失敗した人が，自由な人生を選択できると考える」
逆転	感情や欲求を反対のものに変更する	「嫌い嫌いも好きのうち」
自己への反転	相手に向かう感情を自己に向け変える	
自己懲罰	罪悪感を消すために，自己破壊的な行動を取る	「罪滅ぼし」
解離	人格の統合が損なわれてしまう	→ Unit 3-5

参考
・前田重治. 図説臨床精神分析学. 誠信書房，1985
・前田重治. 続図説臨床精神分析学. 誠信書房，1994

Unit 1-2

子ども特有の心理学上の配慮事項
——運動発達・認知発達と心理発達にかかわる

1 運動発達が心理発達に影響する

　成人でも身体的側面が心理状態に影響する．たとえば，老化がそのよい例だろう．しかし，子どもの場合は成人よりはるかに影響が大きい．運動発達によって，行動に大きく影響が及ぶからだ．

　痙性両麻痺（下肢に麻痺があって，お座りが遅れたり，立ったり歩いたりが遅れる）の患児では，リハビリテーションが進んで，手の自由が利き，歩行可能になると，言語発達が促進されるのは，（筆者を含めて）小児神経科医の，誰もが経験していることだろう．具体的な理由と症例は，後節で示す（→ Unit 2-5）．

　同様に，映像メディアの問題（→ Unit 3-4）が著しいと，粗大運動能力や協調運動能力が育たず，言語発達や対人関係，ひいては実行能力に多大な影響を及ぼす．

2 認知発達が心理発達に影響する

　知的発達症（知的能力障害）があれば，心理発達が知的水準相応になることは，小児科医なら誰でも経験しているであろう．したがって，IQ が 50 であれば，Unit 2 で説明する各種の心理発達課題（危機）がやってくるのは，思春期を除けば，定型発達の 2 倍の年齢となる．

　子どもの認知発達が心理発達に影響することを明確に示したのは，Piaget J である．Piaget の考え方をよく示しているのは次のことばである．

子どもは，実験を繰り返す小さな科学者である

　大人からみると理解しがたい子どもの行動が，実は「子どもなりに秩序と論理をもった考え方」によって生じていると考える．子どもの行動の理解のために，子どもの認知発達の基本的な仕組みを次の概念によって説明した．

① schema（シェマ，認知構造）の獲得：情報処理の枠組みを得る．
② assimilation（同化）：新たな情報を既存の schema で処理する．
③ accommodation（調節）：新たな情報を既存の schema で処理できないとき，認知のやり方を変える．
④ equilibration（均衡化）：assimilation と accommodation によって認識精度を高める．

assimilation と accommodation により，equilibration を進め，schema の質を高めることが認知の発達である．すなわち，「新たに知ったこと」を「すでに知っていること」と比較して，より正しい認識を得ることが認知発達である．

たとえば，赤ちゃんの「口に入れる」という行為を例にとると，次のように説明できる．

① おっぱいを口に入れたら母乳が飲めて，満腹になった【schema の獲得】．
② 離乳食を口に入れたら，満腹になった【assimilation】．
③ 指を口に入れてみたが何も飲めず，空腹のままだった【accommodation】．
④ 空腹時にはおっぱいや離乳食を口にし，指を口に入れなくなる【equilibration】．

3 Piaget's theory of cognitive development（認知発達段階説）

子どもの思考は大人と異なっており，Piaget は誕生から青年期までを，次の 4 つの時期に分けた．外界を認識する schema の質的変化により，認知機能が下記の 4 つの段階を経て発達すると考えた．

① sensori-motor stage（感覚運動段階）

子ども自身の感覚と運動を通して対象とかかわることによって，schema を獲得する時期で，おおむね誕生から 2 歳頃という．

乳児はいろいろなものに何度も触って認識しようとする．これを循環反応（circular response）とよぶ．循環反応自体も，なめる・吸うといった単純な行動の繰り返しに始まり，行為自体の反復によって生まれる結果にも興味をもつようになる．さらには，行為の違いによる結果の変化や反応の一致にも興味をもつ．乳幼児が積木を積んでは壊しを繰り返すのは，循環反応の例といえる．

この時期に獲得する代表的な schema には，対象物の永続性の理解，表象機能の獲得があげられる．対象物の永続性を例にとると，おおむね 1 歳頃の子どもは「いない・いない・ばあっ」を喜ぶ．しかし，3 歳以降（大人を含む）では，「いない・いない・ばあっ」を楽しむことはない．これは対象物の永続性の schema がこの時期に構築されるからだという．顔が視界から隠れて再び出現する現象が，対象物の永続性を理解していない，この時期の子どもにとっては，摩訶不思議な現象で知的好奇心をそそるのだという．これに対して，対象物の永続性の schema が完成された 3 歳以降（大人を含む）では，当たり前の現象であり興味を引くことはないと考える．

表象機能とは目の前にはないものを思い浮かべることで，最初は自分に相対した相手の動作や発生をすぐにまねることに始まり，次第に相手の動作を記憶してあとでまねること（延滞模倣）が可能となる．この機能は 1 歳半ぐらいから芽生え，3 歳以降で本格化する．

② preoperational stage（前操作期）

具体的な操作を学ぶ時期で，おおむね 2 〜 7 歳頃である．2 〜 4 歳頃の象徴的思考期（symbolic function substage）と 4 〜 7 歳頃の直観的思考期（intuitive thought substage）に分けられる．

象徴的思考期では，感覚運動段階で得た表象機能が一歩進んで，現実にないものごとをほかのものに置き換えて行動する象徴機能を獲得していく．おままごとで，白い小石をパンに見立て，草をサラダに見立てて遊ぶといった能力である．保護者などの大人の発言や行動をまねしたがることも多い．また，この時期には自己の視点のみでものごとを考え，まだ他者視点で考える（心の理論→ 📖『発達障害の臨床』Unit 7-1 COLUMN 1）のは難しい．このことを自己中心性と Piaget はよんだ．かくれんぼをしているときに，自分の一部が周りからみえていても隠れたつもりでいるのは，まさに自己中心性のあらわれである．

直観的思考期では，象徴機能を用いた概念化が進み，ものごとを関連付けて考えることも可能となるが，論理的把握ではなく直観的把握にとどまる．たとえば，コップに入ったジュースを口径が違うコップに移し替えた場合，口径を考えず水面の高さが変わると量が増えた（減った）と思い込んでしまう．このように，対象のうち最も目立つ側面にだけ注目してそれ以外を無視する（中心化）．

前操作期には，生物と無生物を区別せずに，事物や事象のすべてを生命あるものとみなして行動することも目立つ．ぬいぐるみやお人形に呼びかけたり，お友だちとして行動したりする．Piaget はこの現象を"アニミズム"と呼んだ．

また，この時期に表象機能と象徴機能の統合により，「意味するもの」と「意味されるもの」の分別が可能となり，書きことばや記号を理解し表現できるようになる．

③ concrete operational stage（具体的操作期）

直接的で具体的な対象に限っては，論理的な思考が可能となる時期で，おおむね 7 〜 10 歳頃である．

具体的操作期に入ると，前操作期の自己中心性から離れ，他者視点でものごとを考えること（脱中心化）ができるようになる．

また，具体的操作期では，前操作期の「中心化」にみられる矛盾を理解できるようになる（保存の普遍性）．先の例でいうと，どんなコップに移し替えてもジュースの体積が変わらないことを理解できるようになる．また，条件が変わることで変化が起こっても，もとの条件にすることでもとの状態に戻ること（可逆性）も理解できるようになる．たとえば，水と氷と水蒸気が同一の物質であることを理解できるようになる．

具体的操作期には，物を操作してその結果を経験することにより，因果関係を少しずつ理解していく．因果関係の理解が進むにつれ，時間の流れを理解したり，様々な状況を客観的に把握する力を養ったりできるようになる．見た目に惑わされないことを覚えるにつれ，次の形式的操作期へと移行していく．

④ formal operational stage（形式的操作期）

11 歳以降で認められる形式的操作期では，具体物が存在しない抽象的な対象に対しても，論理的思考が可能となる．また，仮説演繹的な思考や組み合わせの思考，比例の概念を理解できるようになっていく．具体的操作期と異なり，自らの経験のみならず，想定した判断をもとに論理的に結果を予測することも可能となる．

たとえば，球体の粘土を水の中に入れ，水面が上がるのを子どもにみせる．上がった水面の高さに印をつけたあとに，粘土を取り出して，パンケーキのように薄く平らにして，それ

Unit 1-2　子ども特有の心理学上の配慮事項——運動発達・認知発達と心理発達にかかわる　　7

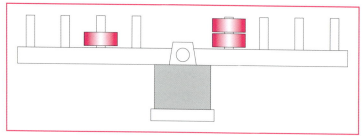

図1　バランス棒課題
ルール1：重さが両方同じなら棒はバランスを保つ．重さが異なれば，重いほうが下がる
ルール2：一方が重ければそちらが下がる．重さが等しければ，支点からの距離が長いほうが下がる
ルール3：重さも支点からの距離も等しければ，棒はバランスを保つ．一方の重さか距離が他方よりも大きくもしくは長く，他が同じなら，大きいもしくは長いほうが下がる．一方が重く他方の距離が長いときには正解に至れない
ルール4：ルール3に加え，重さと距離の積で比較し，大きいほうが下がると予測する

を水に入れたら水の高さがどうなるかを予測させる．**具体的操作期**の子どもは正解にたどり着けないが，**形式的操作期**の子どもは正解を導くことができる．

4　Piagetの認知発達段階説への批判

　Piagetに対する批判は多岐に及ぶが，筆者の立場では，形式的操作期を最終段階としたPiagetに対し，思春期を超えてさらなる発達を遂げるという点に尽きる．様々な意見を集約すると，成人と同じレベルに達するのは，大学生の時期である．

　認知発達面でみると，「AならばB，BならばC」であれば，「AならばC」という演繹法は，11～12歳で理解可能だ．ところが，Siglerによるバランス棒課題（図1）では，10歳でルール3が多く使われ，13歳でほとんどの子どもで使われる．ルール4は14歳でやっと使われ始める．このことは，普遍的法則への理解が進むのは，14歳以降であることを意味している．

　対人関係においても，普遍的法則への理解が進むのは高校生以降であることが知られている．表1[*1]はprosocial moral reasoning（向社会性道徳判断：他の人々や社会全体に利益をもたらす道徳的判断）の発達段階を示すが，日本においては，Level 2は5歳児，小学1年生では多数派を占めるが，小学3年生では，Level 2と3がほぼ同じ割合で多数派となる．小学5年生になると，Level 4aが多数派となるが，Level 2と3がLevel 4の2/3程度存在する．

　ところが，中学1年生になると，小学5年生に比べてLevel 4の存在割合が変わらないのに，小学5年生のLevel 2と3の割合がほぼそのままLevel 2となり，多数派がLevel 2へと後退する．これは，小学校から中学校への環境変化に対する反応と思われる．中学3年生になると，Level 4bが多数派となり，4aとあわせると7割を占め，Level 5も一割存在する．

[*1] Eisenberg N, et al. Prosocial development in adolescence: A longitudinal study. Developmental Psychol 1991; 27: 849-857

表1 prosocial moral reasoning（他の人々や社会全体に利益をもたらす道徳的判断）の発達段階

Level 1：道徳的配慮より，利己的な判断が優先する
　よい行動とは自分の欲求を満たすのに役立つ行動であり，他者を助けるのは自分に必要な人への気遣いに限られる
Level 2：他者の要求に関心をもつ
　他者の要求が自分の要求と相容れなくても，他者の要求に関心を寄せる．この関心は同情・罪悪感といった明確なものではない
Level 3：よい人（考え）・悪い人（考え）というように他者の要求を理解する
　他者の要求に対して承認や受容を行うか，行わないかという紋切り型の判断に基づいて行動する
Level 4a：共感的に他者の要求を理解する
　他者の要求に対して，同情的な応答や気遣いが行われるようになる．判断結果への罪悪感や自尊心といった感情を自覚できる
Level 4b：Level 5 への移行期
　他者の要求を受け入れるかどうかは，Level 4a に加えて，他者の権利や尊厳を守ることの必要性にも気がつくが，その根拠については明確に述べられない
Level 5：他者の要求を自分自身や他者の義務や責任，社会規範などに基づいて判断する
　他者の要求を受け入れるかどうかは，自分自身や他者の義務・責任，社会との関係に基づき，すべての人の尊厳，権利，平等についての信念による．自分自身の価値や考えに基づいて生きることを（よくも悪しくも）価値付ける感覚（セルフエスティーム）も存在する

〔Eisenberg N, et al. Prosocial development in adolescence: A longitudinal study. Developmental Psychol 1991; 27: 849-857〕

高校 2 年生では，Level 1 がはじめて消失すること以外は大きな変化がないが，大学生となると，ほとんどが Level 5 となる．この傾向は，中学 1 年生での退行を除くと海外データと同じである．

　prosocial moral reasoning の変化は高校生から大学生の時期に成人と同等になることが示されているが，実行機能でも同様であることが知られている．Go/No-Go（実行/中止）課題では，間違った答えに反応しないことが求められるが，この課題では 12 歳で成人と統計学的に同等レベルに達する．しかし，より困難な課題では，青年期を通じて発達が続くことが示されている（→ Unit 2-12）．

　以上の認知発達がどのように心理発達に関係してくるかは具体的には **Unit 2** の各項でふれるが，大雑把にいえば，小学生になれば自分の体験したことをもとに考える（= Piaget の具体的操作）ことができるが，いわれたこと（=形式的操作）をもとに考えて行動できるようになるのは，中学 3 年以降ということである．

参考
・中垣　啓．ピアジェに学ぶ認知発達の科学．北大路書房，2007
・Piaget J, et al. The Psychology of the Child. Basic Press, 2000
・Harris M, et al. A Student's Guide to Developmental Psychology. Psychology Press, 2015
・Jansen RRJ, et al. The Development of Children's Rule Use on the Balance Scale Task. J Exp Child Psychol 2002; 81: 383-416
・宗方比佐子　他．プロソーシャルな道徳判断の発達．Jap J Educ Psychol 1985; 33: 157-164
・山村麻予．葛藤場面における「困窮者を援助しない」理由分類の試み：道徳判断水準からの検討．大阪大学教育学年報 2013; 18: 21-36

Unit 1-2　子ども特有の心理学上の配慮事項──運動発達・認知発達と心理発達にかかわる

Unit 1-3 心理的な反応と精神症状
——違いは「わかる」か，「わからない」か

正常な心理的な反応と精神症状は移行的で完全に区別できるわけではないが，ある程度分別できると，心理的介入を優先するか，薬物療法を優先するかを決定しやすい．ここでは典型的な例をあげる．本項は土居健郎の『新訂 方法としての面接 臨床家のために』(医学書院，1992)の一部を概説しており，詳しくは同書を精読されたい．

1 「わかる」と「わからない」

「わかる」とは，多くの人がそのように考える / 感じると思えることだ．一方，「わからない」とは，多くの人がそのようには考えない / 感じないと思えることだ．

たとえば，大学入試に失敗して落ち込むのは，誰もが当たり前と思える．これは正常な心理的反応である．そこで補欠合格の通知が届いたら，ふつうは「やった〜」とか「ラッキー」とか喜びに気持ちが切り替わるだろう．ここで「運良く合格したけど，ついていけるかな」と若干不安があるのもまだわかる．しかし，「合格はまぐれで絶対ついていけないから，入学辞退しよう」となると，誰もが「どうして」と思うだろう．入学辞退の選択は「わからない」のだ．入学辞退の選択は，精神症状の意欲の低下を考えると理解可能だ．

痛みが強くなかなか治らず，自分はがんなどの重大な疾患にかかっているかもしれないと不安を感じるのは誰もが「わかる」．検査や治療を受け症状が軽快しても，診断を信用せず，セカンドオピニオンを受けるのも，まだわかる．しかし，様々な医療機関を転々と受診し，病気が心配だと訴え続けるとなれば「わからない」．精神症状の不安と考え得る．

「わかる」場合は正常な心理的反応であるから，放置してもいずれ回復する．適切な心理的介入を行えば，より早く回復するであろう．本人の病悩期間が長かったり，苦痛が強いようなら，漢方薬あるいは頓服での薬物療法を考慮してもよいだろう．

「わからない」場合は精神症状であるから，軽症例を除いて，薬物療法の適応である．放置しても回復するかもしれないが，薬物療法を利用したほうが回復が早い．その具体的な手法は，診断については 📖 『発達障害の臨床』Unit 2-17 〜 2-23，治療については同・Unit 6-12 〜 6-21 を参照されたい．

注釈：土居健郎の『新訂 方法としての面接 臨床家のために』第2章註2の「共感について」は，察することの重要性や共感という日本語に引きずられた心理職の誤りがよくわかると思う．また，第3章の「『わかる』ということ」を読むと，本項をよりよく理解できるであろう．また，第6章の「見立て」は，姉妹書の📖『発達障害の臨床』Unit 1-7 で示した戦略的診断と同じである．

CASE 1

不登校〔10歳, 女子／最終診断；全般不安症(全般性不安障害)〕(→ 📖『発達障害の臨床』Unit 2-22)

家族歴上は, 伯母(母方)がうつ病, 不安障害として精神科にて加療中である以外は特記事項はない. 既往歴としては, 小学校の低学年まで, 各種の健診や学校での個人面談で, 何らかの問題を指摘されたことはない. 学業成績も優秀である.

小学3年生の秋から, 友だちとうまくいかないような気がする, どうせうまくいかないと泣き出すようになった. 最初は, 家庭内のみであったが, 学校内でも泣き出すことが増え, 冬休み明けからは保健室登校となった. スクールカウンセラーがかかわったが, 本人の不安は増すばかりで, 小学4年になってからは保健室登校さえも難しくなった.

本人によれば, 夜になると, 翌日学校に行くのが不安で眠れない. 明日が休みの日なら, 安心して眠れる. この様子に, 学校関係者は, 本人が学校をさぼろうとしていると考え, いかに意欲を高めるかを検討したり, 楽しい学校行事(遠足など)に誘うなどの対応を行ったりしたが, いっこうに効果はなかった.

小学4年生の夏頃から, 外出もいやがるようになり, 当科を受診した. 幼児期の絵や小学校での作文をみる限り, 神経発達症を思わせる症状(微細運動障害やケアレスミスなど→ 📖『発達障害の臨床』Unit 2-15；COLUMN 5)は見当たらない. 生活の様子では, 入眠困難は認めるが, 睡眠時間は9～10時間とれており正常範囲内であった.

本人自身も, なぜ不安に感じるかをうまく説明できない. 保護者や学校側の資料でも, 本人が不安を感じる誘因や原因(→ Unit 3-7)となるようなできごとは思い当たらない. 家族からみると, 本人が何かにおびえているかのようにみえることも多い. 何事につけても, 不安があって行動できないので, 対処不能であると.

上記の不安は, 原因が「わからない」ことから, 精神症状と考えられる. 診断は全般不安症である. よって, 薬物療法を選択した. サインバルタ®(デュロキセチン)20 mgを開始し, 副作用がないことを確認して, 40 mgにて維持した(体重 35 kg).

40 mgにて1か月後には, 保健室登校を再開し, 行事の参加も可能となった. 学年が上がり, クラス替えがあり, 幼なじみが同じクラスとなったことを契機として, 従前のように学校生活を送れるようになった. 中学2年時に安定していることを確認して, 薬物療法を減量中止し得た.

2 神経発達症群(発達障害)と精神症状

神経発達症群があると, 「わかる」「わからない」が判断しにくくなる. 神経発達症群の症状として解釈可能なのかどうかを判断する必要があるからだ. たとえば, 「人の話を聞いてないようにみえる」は, 注意欠如多動症の不注意症状として解釈できるので精神症状ではない(「わかる」).

ところが, 注意欠如多動症でないと判明している場合には, どうしてなのか「わからない」. 数か月前から「人の話を聞いてないようにみえる」なら, 「意欲の低下」という精神症状である可能性が出てくる. 注意欠如多動症の症状であれば, 幼児期から何らかの症状を確認できるはずであり, 「数か月前から」というのが「わからない」. さらに, 問診で, 不眠や易疲労感などの症状を確認できれば抑うつエピソードを満たしている可能性がある(→ 📖『発達障害の臨床』Unit 2-17).

小児の精神障害は症状が出そろうのに時間がかかる. 精神障害を疑う最初の徴候から診断基準を満たすまでに数年経過することはよくある.「後医は良医」といわれるゆえんである.

Unit 1-4 こころの問題による身体症状
——しっかり鑑別して治療しよう

1 身体症状とこころの関係

　日本心身医学会によって**心身症**は，「身体疾患のなかで，その発症や経過に心理社会的因子が密接に関与し，器質的ないし機能的障害が認められる病態をいう．ただし，神経症（不安障害）やうつ病（気分障害）など，他の精神障害に伴う身体症状は除外する」（日本心身医学会，1991 年）と定義されている．心身症とは特定の疾患名ではなく，身体疾患に心理社会的因子が大きく影響している状態を表す病態名である．

　子どもの場合に日常診療で遭遇するものとしては，起立性調節障害，過敏性腸症候群，気管支喘息，アトピー性皮膚炎，摂食症群などがあげられる．

2 起立性調節障害のわな

　起立性調節障害は，多くの小児科医が診断名を知っており，古くは大国の診断基準（1959年）があり，最近では，4 類型の分類（**表 1**）が行われている．

　起立性調節障害は成人における起立性低血圧とは異なり，小児の自律神経失調症の意味をもつと冨田和巳氏は述べている．筆者も同感である．動物として必要な，身体を動かす（運動），食べる（栄養），休む（休息），眠る（睡眠）ことを大切にしなければ，どこかで破綻をきたすのは当然といえる．

　冨田氏によれば，本症は急激に身長が伸びる時期の女児に多くみられ，不登校と密接な関係をもつ．本症の典型例で「朝起きられないために学校に行けない」場合では薬物療法ですぐ軽快し，登校できるようになるが，氏の臨床では起床時の低血圧のみが原因で学校に行けないのは極めて少なく，心身症として診なければならない例がほとんどであるという．

　起立性調節障害の「わな」とは，診断基準を満たしていても，実は背景に，精神障害〔気分症群（気分障害）や不安症群（不安障害）〕が存在する場合がよくあることだ．

　筆者は，起立性調節障害の存在が明らかになった場合には，鉄欠乏性貧血などの身体面の基礎疾患と気分症群や不安症群などの精神障害の除外を入念に行う．本症の好発年齢である思春期は精神障害が増え始める時期であり，また小児の精神障害は初発症状から診断確定まで慢性の経過をたどる（→ 📖『発達障害の臨床』Unit 2-19）ことから，起立性調節障害の存在がわかって 1 年以上経過して，精神障害の診断確定に至ることもよくある．

　次に行うことは，散歩などの運動を含む非薬物療法と睡眠の改善である．睡眠票（→ 📖『発達障害の臨床』Unit 6-2）の記録と睡眠障害に対する非薬物療法を行う．そのうえでミ

表1　起立性調節障害の4類型

1. **起立直後性低血圧**
   起立直後に強い血圧低下と回復の遅延が認められる
2. **体位性頻脈症候群**
   起立により血圧低下はみられず，著しい心拍増加を生じる
   薬物療法にプロプラノロール（βブロッカーを用いる）
3. **血管迷走神経性失神**
   起立直後に収縮期と拡張期の血圧低下がみられ，意識低下や消失が生じる
4. **遷延性起立性低血圧**
   起立直後は正常で，3～10分経過したあとに収縮期血圧が下がる

ドドリンなどの薬物療法を行うが，OD錠を用いて，起床して寝床で飲んでもらうなどの工夫も必要である．ただし，体位性頻脈症候群に対しては，非薬物療法や睡眠の改善が得られなくても薬物療法を開始するようにしている．

3　頭痛とその対応

頭痛は，最も多くの訴えがあると同時に，鑑別診断に応じた治療的介入が必要である．意外なことに，生活習慣と頭痛とは関係があり，ゲームが1時間以上，DVD/TVの視聴時間が2時間以上，塾を含めた習い事が週4回以上，平日の睡眠時間が7時間以下では，頭痛頻度が高い（$p < 0.01$）．有意差はないが，朝ごはんを食べない子どもも頭痛が多いことが知られている．

片頭痛は予兆や前兆（閃輝暗点）を伴うことが多く，拍動性の痛みで，歩行や階段昇降などの日常動作で悪化するのが特徴である．頭痛以外の症状として，悪心や嘔吐，光・音過敏を伴うこともある．

片頭痛の誘因としては，緊張や疲れなどの精神因子，天候の変化，空腹や血管拡張/収縮作用がある食品（アルコール類，ベーコン，ソーセージ，チョコレート，チーズ，カフェイン類）があげられる．

これに対して，**緊張型頭痛**では，予兆や前兆はなく，日常動作により悪化しないこと，頭痛以外の症状に乏しいことがあげられる．

起立性調節障害に伴う頭痛では，頭痛が特に午前中に出現し，午後から夕方にかけて改善し，毎日繰り返す．持続時間は30分程度と短いことが多い．拍動性・非拍動性ともにあり得るが，後頭部の拍動性頭痛は本症に多い．帰宅したり，保健室に行くとやわらぐことも特徴的といえる．

頭痛治療の基本は非薬物療法である．生活習慣指導が意外に大切で，早寝・早起き・朝ごはんの遵守はもちろんだが，朝寝坊・寝過ぎ・寝不足・長い昼寝などが頭痛の誘因になるこ

参考
・冨田和巳．小児心身医療の実践．診断と治療社，2014
・日本小児心身医学会．小児心身医学会ガイドライン集．改訂第2版．南江堂，2015

とを知っておきたい．スマホやタブレット，明るすぎる照明，ストレス，刺激物の摂取も頭痛の誘因になる．また，**頭痛体操**（日本頭痛学会による）などを通して，肩こりなどの自己コントロールをすることも大切である．これらの非薬物療法の大切さについては，本人のみならず周囲にも周知徹底するほうがよい．

　薬物療法であるが，**片頭痛**については，生活習慣指導のうえで積極的に利用する．非ステロイド性抗炎症薬（NSAIDs）のアセトアミノフェン，イブプロフェンなどを使用するが，使用過多による頭痛に留意が必要である．塩酸ロメリジン，バルプロ酸などの抗てんかん薬，シプロヘプタジンなどによる片頭痛予防も効果を示す場合がある．難治例ではラスミジタンを用いることもある．本剤は他剤と異なり頭痛が始まって2時間以内なら効果がある．**緊張型頭痛**については，筆者は，薬物療法を基本的に使用しない．効果がないと説明することもある．**起立性調節障害に伴う頭痛**は，NSAIDs の効果が期待できないため，本人が希望すれば，漢方薬で治療することもある．

　なお，**精神障害に伴う頭痛**では，精神障害の治療を十分に行うことが最も大切であり，頭痛そのものに対する治療はあまり意味がない．

4 下痢・便秘，腹痛などの消化器症状

　消化器症状は，急性胃腸炎などでも起こるため，たいていの場合はかかりつけ医によって治療されている．不登校などの不適応症状が存在する場合にはじめて心身症としての症状を疑う．

　過敏性腸症候群は，最近3か月間，月に4日以上腹痛が繰り返し起こり，以下の2つ以上があることが診断に必要である．下痢型，便秘型，混合型に分類される．

①排便と症状が関連する，②排便頻度の変化を伴う，③便性状の変化を伴う

　便秘も大変だが，下痢のほうが悲惨である．腹痛を伴う下痢が突然襲ってくる．便意が心配で，通勤や通学，外出が困難になることがある．この不安がストレスになり，さらに病状を悪化させる．

　治療としては，生活習慣の改善を行いつつ，ポリカルボフィルカルシウムの内服が基本である．腹痛の強い症例では，メペンゾラートを用いる．下痢に対しては，ロペミラドを併用するが，改善がない場合には，ラモセトロンを使う場合があるが，女児に対する投与は慎重でありたい．便秘に対しては，筆者は酸化マグネシウム，ポリエチレングリコール製剤を用いる．

参考
・桑原健太郎．東京都多摩市小中学生における頭痛実態調査．東京都医師会学校医会会誌 2014; 37: 69-76
・藤田光江，監．小児・思春期の頭痛の診かた．改訂2版．南山堂，2022
・坂井文彦，監．頭痛体操 https://www.jhsnet.net/pdf/zutu_taisou.pdf（2025/1/29 閲覧）

マルトリートメントとは
──こころと脳を傷つける

Unit 1-5

1 マルトリートメント（子ども虐待）の法律的解釈

　子ども虐待は，子どもの心身の成長と人格の形成に悪影響を与える最も重大な権利侵害である．児童虐待の防止等に関する法律（児童虐待防止法）では，子ども虐待を定義しており，保護者（親権を行う者）がその監護する子ども（18歳に満たない者）について行う次に掲げる行為と規定されている．

1. 児童の身体に外傷が生じ，又は生じるおそれのある暴行を加えること．
2. 児童にわいせつな行為をすること又は児童をしてわいせつな行為をさせること．
3. 児童の心身の正常な発達を妨げるような著しい減食又は長時間の放置，保護者以外の同居人による前2号又は次号に掲げる行為と同様の行為の放置その他の保護者としての監護を著しく怠ること．
4. 児童に対する著しい暴言又は著しく拒絶的な対応，児童が同居する家庭における配偶者に対する暴力（配偶者（婚姻の届出をしていないが，事実上婚姻関係と同様の事情にある者を含む．）の身体に対する不法な攻撃であって生命又は身体に危害を及ぼすもの及びこれに準ずる心身に有害な影響を及ぼす言動をいう．）その他の児童に著しい心理的外傷を与える言動を行うこと．

表1にその具体例を示す．

2 マルトリートメント（子ども虐待）の重症度

　医療機関向けの虐待対応プログラム（BEAMS）による子ども虐待の重症度分類は表2に示す通りである．本書に示しているような，心理的要因に伴う行動異常は，この重症度分類によれば，「医療的ケアを要する精神症状」に該当することから，重度に相当することをくれぐれも忘れてはならない．

　小児科医は，身体的虐待による乳幼児頭部外傷（abusive head trauma in infants）によって死に至ったり，最重度の後遺症を残した症例を経験しているため，心理的虐待による「医療的ケアを要する精神症状」を軽くみがちというバイアスがかかりやすいように思われる．「医療的ケアを要する精神症状」を放置すれば，van der Kolk が提唱する発達性トラウマ障害（→ Unit 3-11）に進展し，子どもは生涯にわたって回復の見込みがない精神障害に悩まされることになる．重症度の判定の目安が「重度」とされ，注目しなければならない意義はここにある．

Unit 1-5　マルトリートメントとは──こころと脳を傷つける　15

表1 子ども虐待の法律的解釈：具体例

1. 身体的虐待	・打撲傷，あざ(内出血)，骨折，頭蓋内出血などの頭部外傷，内臓損傷，刺傷，たばこなどによる火傷などの外傷を生じるような行為 ・首を絞める，殴る，蹴る，叩く，投げ落とす，激しく揺さぶる，熱湯をかける，布団蒸しにする，溺れさせる，逆さ吊りにする，異物を飲ませる，食事を与えない，戸外にしめだす，縄などにより一室に拘束するなどの行為 ・意図的に子どもを病気にさせる　など
2. 性的虐待	・子どもへの性交，性的行為(教唆を含む) ・子どもの性器を触るまたは子どもに性器を触らせるなどの性的行為(教唆を含む) ・子どもに性器や性交をみせる ・子どもをポルノグラフィーの被写体などにする　など
3. ネグレクト	・子どもの健康・安全への配慮を怠っている，など 　たとえば，①重大な病気になっても病院に連れて行かない，②乳幼児を家に残したまま外出する 　なお，保護者がパチンコに熱中したり，買い物をしたりするなどの間，乳幼児等の低年齢の子どもを自動車のなかに放置し，熱中症で子どもが死亡したり，誘拐されたり，乳幼児等の低年齢の子どもだけを家に残したために火災で子どもが焼死したりする事件も，ネグレクトという虐待の結果であることに留意すべきである ・子どもの意思に反して学校等に登校させない．子どもが学校等に登校するように促すなどの子どもに教育を保障する努力をしない ・子どもにとって必要な情緒的欲求に応えていない(愛情遮断など) ・食事，衣服，住居などが極端に不適切で，健康状態を損なうほどの無関心・怠慢，など 　たとえば，①適切な食事を与えない，②下着など長期間ひどく不潔なままにする，③極端に不潔な環境のなかで生活をさせる，など ・子どもを遺棄したり，置き去りにする ・祖父母，きょうだい，保護者の恋人などの同居人や自宅に出入りする第三者が1，2または4に掲げる行為を行っているにもかかわらず，それを放置する　など
4. 心理的虐待	・ことばによる脅かし，脅迫，など ・子どもを無視したり，拒否的な態度を示すこと，など ・子どもの心を傷つけることを繰り返しいう ・子どもの自尊心を傷つけるような言動，など ・他のきょうだいとは著しく差別的な扱いをする ・配偶者やその他の家族などに対する暴力や暴言 ・子どものきょうだいに，1～4の行為を行う　など

3 虐待と脳機能

　近年の脳科学的研究によれば，家庭内暴力によって視覚野が，暴言曝露によって聴覚野が萎縮することが示され，表1，2に示したすべての虐待が脳機能に多大な影響を指し示すことがわかった(図1)．詳しくは『虐待が脳を変える　脳科学者からのメッセージ』(友田明美ら著，新曜社，2018)を参照されたい．

16　Unit 1　心理発達の基本を探る

表2 子ども虐待の重症度判定の目安（BEAMS 配付資料から）

最重度	身体的	頭部・腹部意図的外傷の可能性，意図的窒息の可能性，心中企図
	ネグレクト	脱水症状や低栄養で衰弱，重度の急性・慢性疾患等を放置（障害児の受容拒否に注意）
重度	性虐待	性的行動化・性器外傷・性的虐待の告白（性虐待の対応は，原則分離保護）
	身体的	医療を必要とする外傷，外傷の重症度は高くないが，子どもが執拗に傷つけられている
	ネグレクト	（器質的疾患によらない）著明な成長障害・発達の遅れ，家に監禁（登校禁止） 必要な衣食住が保障されていない
	心理的	子どもに医療的ケアを要する精神症状
中等度	身体的	外傷を負う可能性がある暴力を受けている
	ネグレクト	大人の監護がない状況で長時間放置 生活環境・育児条件が極めて不良で改善が望めない
軽度	身体・ネグレクト	外傷にならない暴力，子どもへの健康問題を起こすほどではないネグレクト
	ネグレクト	家庭内に DV あり，顕著なきょうだい間差別，暴言・罵倒・脅迫 長期にわたり情緒的ケアを受けていない

BEAMS とは「医療機関向けの虐待対応啓発プログラム」で，詳しい情報は，https://beams.jamscan.jp/ にある

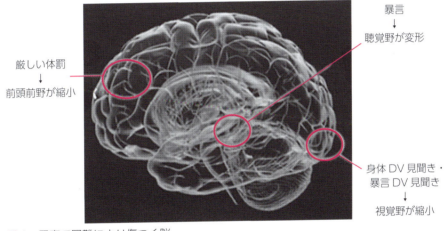

図1　子育て困難により傷つく脳
〔友田明美．子どもの脳を傷つける親たち．NHK 出版，2017〕

4　代理 Münchausen 症候群

　子どもに病気を作り，かいがいしく面倒をみることによって自らのこころの安定を図る子ども虐待である．

　「看病」「介護」する自己へ周囲から同情や称賛が集っている状態が心地よいと感じ，虚偽報告・薬などを用いた隠れた虐待行為を行う（表3）．子どもに医学的検査，治療が必要と誤診するような巧妙な虚偽や症状を捏造し，医師に熱心な保護者という印象を与えることも多いため，「この保護者が虐待などするはずがない」と思わせることも多い．

　目的は傷害行為自体ではなく，自分に周囲の関心を引き寄せる手段として行っており，自

Unit 1-5　マルトリートメントとは——こころと脳を傷つける　17

表3 代理 Münchausen 症候群を疑う徴候の例

1. 医学的に不自然な病態が持続，あるいは，反復する
2. 病歴，検査所見，子どもの全身状態に相違がある
3. 保護者が付き添っているときに症状が生じる
4. 適切な治療に反応しない
5. 保護者と分離すると症状が落ち着く
6. 子どもの病気に対する不安は，訴えからほど遠い
7. 家族内にも，医学的に理解しにくい病歴をもつきょうだい例（特には死亡例）がある

らの精神的満足を他者から得ようとして行っている背景がある．子どもへの傷害自体を目的として行っているわけではないとはいえ，行為が反復・継続し，重篤な傷害・死亡の危険がある．日本国内でも，2008 年，京都大学医学部附属病院で当時 1 歳女児の点滴に注射器で腐敗した飲物を混入した症例がある．

COLUMN 1 　筆者がよく用いる心理検査

①幼児期の絵画
　📖 『発達障害の臨床』Unit 1-2 に示したように，絵をみることで発達年齢がわかるという点もあるが，〇が閉じているかどうか，塗りつぶしがしっかりできているかどうかで，協調運動・微細運動の能力評価ができる．上記の評価点が常にできないなら，神経発達症群の存在を考えるが，できたりできなかったりする場合には，不安定な情緒を意味しており，心理的な諸問題あるいは精神障害の存在を疑う．

②バウムテスト
　「実のなる木を一本描いてください」という単純な問いに対して，絵を描いてもらう検査である．ある程度，年齢が高い場合には，写生は不可であることを伝える必要がある．
　この検査の詳細については成書に譲るが，実施時間が短くてすむわりには，得られる情報が大きい．紙面の中での木の存在のありようが，本人の置かれている状況を示していると考えるとわかりやすい．筆者自身，バウムテスト結果から，性的虐待の存在を予測し，その後の経過観察中にその事実がわかった経験がある．

③ベンダーゲシュタルトテスト (Bender Gestalt Test : BGT)
　中核群の自閉スペクトラム症 (DSM-5-TR；Grade 3) の存在は共同注意の観察 (→ Unit 2-3) で評価できるが，周辺群の自閉スペクトラム症 (同；Grade 1 or 2) では有用な観察項目に乏しい．BGT の保続性等のチェックが，周辺群の診断に役立つことがある．

④文章完成テスト (Sentence Completion Test : SCT)
　筆者は中学生以降で，かつ，小学 4 年生相当の基礎学力がついている症例でのみ，SCT を施行している．ロールシャッハテストなどに比べて，解釈が容易であり，生育環境や本人の気質や性格を知るために行うことが多い．

参考
・厚生労働省．子ども虐待対応の手引き（平成 25 年 8 月 改正版）

Unit 1　心理発達の基本を探る

Unit 1-6

自傷行為とその対応
——みえない苦痛を探し出そう

1　自傷行為をどう理解するか

　自傷行為の手段としては，皮膚を切る・刺す，やけどをさせる，自分を殴る，治りかけた傷口をこするといった手段があるが，最も多いのが皮膚を切る・刺す（50 ～ 75％）である．それに対して，若年者の自殺の手段としては，首つりが最も多く，飛び降り・飛び込みがそれに次ぐ．このことからわかることは，自傷行為と自殺とは目的が異なる可能性があることだ．

　松本俊彦氏は，約6割で不快感情の軽減，約2割で家族や恋人に自分のつらさをわかってほしいからと報告している．ともすると，自傷行為を「周囲の関心を集めるため」とだけ理解しがちではないか．確かにそういうケースもあるが，それだけではないのだ．さらに，松本氏は著書の『自傷行為の理解と援助』（日本評論社，2009）[1]で，自殺が脱出困難な苦痛を解決する唯一の手法であることに対し，自傷行為は何らかの苦痛から一時的に逃れるための手段と考えればよいという．たとえば，「かゆいところに爪痕をつけたりすると気持ちいいでしょ」というように．

　すなわち，自傷行為をみたら，本人が意識している・意識していないを問わず，何らかの苦痛の存在を見出す必要がある状態だといえる．

2　依存症（嗜虐）としての自傷行為

　自傷行為と精神障害・行動障害には密接な関係があることが知られている（表1）[1,2]．また，自傷行為そのものが習慣化しやすいことも知られている．

　松本氏によれば，依存症となりやすい物質や行動には，

　① 快楽を引き起こす・不快気分を解消する効果
　② 効果が速効的
　③ 他者を介在せずにひとりで実行できる

という共通した特徴があるという．上述したように，自傷行為はこの条件を満たしている．

　依存症の問題は，依存行為がエスカレートすることにより，依存行為の主体性や意義が失

---

[1] 松本俊彦. 自傷行為の理解と援助－「故意に自分の健康を害する」若者たち. 日本評論社，2009
[2] 松本俊彦. 自傷・自殺する子どもたち. 合同出版，2014

表1 自傷行為と関連する精神障害 / 行動障害

1. 依存症 (→ Unit 3-4)

依存症自体が，自分の心身の健康を犠牲にしながら「自殺を先延ばし」していく現象と捉えられる

無意識の精神的危機としては，「他人に安心して依存できない」ので，アルコールや薬物等でごまかしている状態と理解できる

2. 解離症群 (→ Unit 3-5)

自傷回数が多い人ほど，解離が顕著である

解離傾向が著しい自傷行為ほど，深刻な虐待を受けていることが多い

解離そのものが自我を守る回避行動であるが，解離は自分がいなくなるという不安を伴っており，自傷行為による痛みによって知覚刺激により（自分が存在しているという）現実感を回復する側面がある

3. 被虐待 (→ Unit 1-5)

自傷行為を繰り返すことと身体的虐待・性的虐待の曝露のみならず，DV のような家族内の暴力場面の曝露も悪影響を及ぼしている

他者からの暴言や暴力によるストレスに対し，現実を変える（相手を変容させる）のは，勇気や根気が必要でかなり手間が掛かるが，自傷行為により不快感をやわらげる（訳のわからない苦痛を耐えられる痛みに変える）ほうが手っ取り早いと考えるとわかりやすい

4. 摂食症群

習慣的な自傷行為を行う女性の約半数で過去あるいは現在で摂食症群が認められる

拒食と自傷行為に対しては，過度に禁欲的であったり自罰的であったりする

5. 過量服薬

自傷行為を繰り返す者の半数以上に過量服薬の経験があり，自傷行為を主訴に医療機関を受診した者の半数以上が過量服薬の実行経験がある

自傷行為のみの経験者と過量服薬のみの経験者を比較すると，動機として，「つらい感情から解放されたかった」が最も多く，「自分自身を罰したかった」がこれに続く．しかし，有意差があるのは「自分がどれくらい絶望しているかを示したかった」のみで，過量服薬のみの経験者で有意に多かった

6. 社会的環境

自傷行為や自殺といった人に強烈なインパクトを与える行動は，若者が高い密度で集まっている環境や厳しい規律で管理されている環境で，短期間で伝染が拡大しやすい（例：寄宿舎，思春期病棟，閉鎖病棟など）

このような伝染は，TV や音楽，小説，漫画といったメディアの影響もあり得る（例：1980 年代のアイドルの岡田有希子さんの飛び降り自殺後の 2 週間で，30 数名の若者が同じ手法で自殺）．

〔松本俊彦．自傷行為の理解と援助－「故意に自分の健康を害する」若者たち．日本評論社，2009/ 松本俊彦．自傷・自殺する子どもたち．合同出版，2014 より筆者作成〕

なわれてしまうことだという．自傷行為は，何らかの苦痛から一時的に逃れる手段であったのに，いつのまにかそれに振り回されるようになってしまう．

松本氏と山口亜希子氏によれば，自傷行為の依存化は，図1 に示すプロセスをたどるという．依存症となった自傷行為の悪化は自殺につながることを，ここでは指摘しておきたい．

3 自傷行為への対応にあたって知っておきたいこと

① 治療者が確認できた自傷行為は，全貌からほど遠い

思春期の子どもを対象とした調査で，男子生徒の 3 〜 7%，女子生徒の 10 〜 17% で自傷行為の経験があるという．われわれが実際に目にしたケースであっても，すべてを確認でき

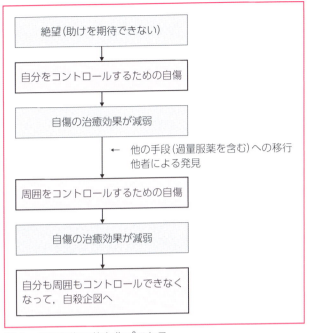

図1 自傷行為の依存化プロセス
〔松本俊彦,山口亜希子.嗜虐としての自傷行為.精神療法 2005；31：329-332 より筆者が改変〕

るわけではない．

② 傷を放置するというのも自傷

Hawton[*3] らによれば，救急外来受診者と非受診者との間で，医学的障害の程度に差はない．非受診者は，受診者に比べて，①精神症状が重篤，②強い人間不信，③自殺念慮が強いという．

このことから，治療を求めてきた者は「自分を傷つけてしまったが，それでも自分を大切にしたい」という気持ちがあると理解したほうがよい．よって，彼らに対しては「よく来たね」という感覚で対応することが望まれる．

③ 自傷の治療時に叱責しない

前述したように，「自傷行為は何らかの苦痛から逃れるための行為」である．何らかの予期せぬ出来事が誘因となって自傷し，深刻な傷に驚いて病院を受診したときに叱責されると，生命に危険が及ぶような事態になっても，医師や病院に頼らないというリスクを増加させることになる．すなわち，自傷行為の治療時の叱責は，患児の自殺リスクを高める行為であることを知っておきたい．

以上の対応からわかるように，自傷行為をしている患児を診たときの対応は，「よく来て

[*3] Hawton K, et al. By Their Own Youn Hand: Deliberate Self-harm and Sucidal Ideas in Adolescents, Jessca Kingsley Publisher, 2006, pp.21-39 (Chapter 2)

くれたね」であり，「何かあったら，話してほしい」とお願いすることである．自傷に注目するのではなく，患児の抱えている困難な問題をさぐるための努力が必要なのである．この意味で，患児の援助希求行動（help-seeking behavior）を損なわない工夫が求められるし，支援者自身も，周囲に援助希求行動を行うことが必要であろう．

CASE 2

自傷行為を主訴とした不登校（14歳，女子）

乳幼児健診等で何らかの異常を指摘されたことはない．小学校のときの成績は優秀で，学級委員長をつとめることもたびたび．初経は小学6年生の秋で，生理不順，月経困難症はない．父母と本人の3人家族で，父親は公務員，母親は専業主婦である．

中学校に入り，（父母によれば）学級になじめず，夏休み明けから不登校傾向となり冬休み前には全く登校しなくなった．不登校となっても，当初は塾通いをしていたが，それも途絶えた．家庭内では，スマホを手放さなくなり，小説や動画をみて過ごしているという．

母親は，アクセサリーやゲームを買い与えることを条件に，学校に行かせようとしていたが，買い与えられた当日のみ登校することの繰り返しになった．父親は約束を守らないことを叱責していた．中学2年の夏休み明けに，スマホを取り上げられたことを契機として，自傷行為をするようになった．保護者は困惑し，スマホを制限付きで使うことを条件に，自傷行為をしないように話したが，自傷行為が続くため，当科に来院した．

父母と本人が同席のもとで，上記のことを聞き取ったあとに，本人のみの面談を実施した．

「いま困っていることは？」の問いに対して，即座に「母がウザい」「誰も自分をわかってくれない」と反応があり，仮面様顔貌（→ Unit 1-7）を認めなかった．「楽しいことは？」の問いに対しては「ネット小説を読むこと」との返事を得た．「小児科医は子どもの代弁者であり，君の困ったことを親に伝えるのが仕事だ」と伝えたところ，表情がやわらいだ．

次いで，父母のみと面談した．「自傷行為はどういう気持ちのあらわれだと思うか」を聞いたところ，父母とも，「ネットでみて，誰かのまねをして，自分の欲求を通すために，わざとやっているんでしょう」とのことであった．

父母には，一般的な解釈と断ったうえで，「①自傷行為は何らかの精神的苦痛があって，②苦痛を解決できないので，わかりやすい苦痛に変える行為」であると伝えた．本児の場合の苦痛がどのようなものかは，今後の診察を通して，探していくと伝えた．

再度，父母，本人同席のもとで，早寝・早起き・朝ごはんの状況について聞いたところ，就寝は午後10時，起床は午前8時頃とのことだったので，睡眠票をつける（→ 📖『発達障害の臨床』Unit 6-2）ことをお願いして，初回診察を終えた．

注釈：ここまでの経過と行動観察から，不登校の原因としては，思春期前夜の課題の失敗（→ Unit 2-11，3-15）が考えられることがわかる．一方，気分症群（気分障害）などの精神障害については否定的である．

1か月後の再来には，母子で来院した．睡眠票は，本人に聞きながら，母親が管理していた．睡眠の状態は初回診察時に聴取した通りで問題はなかった．

母親・本人同席のもとで，ゴールは不登校からの脱出ではなく就労であり，本人の長所を育む視点が大切（→ Unit 3-15）である旨を説明した．これに対して，母親は，「そうはいっても受験に向けて，不登校がなおらないと」といいだし，本人が不快感をあらわにした．

本人のみの面談で，ゴールは不登校からの脱出ではなく就労（→ 📖『発達障害の臨床』Unit

4-8)であり，本人の長所を育む視点が大切(→ Unit 3-15)という点を再確認したうえで，「お母さんのいい分より，あなたがどうしたいかのほうがもっと大切」と述べて，学校に行く行かないよりも，自分がどうしたいのかを考えるように指導した．母親のみの面談では，前回の指導を繰り返したうえで，次回は父親にも来てもらうようにお願いした．

2か月後の再来には父母と本人が来院した．父母・本人同席のうえで，思春期の心理発達課題(→ Unit 2-11)について説明し，本人が，自分の努力で意志決定していくことの大切さを説明した．

本人のみの面談では，母親のいうことが正しいとされることへの不満を述べ始めた．筆者は傾聴するにとどめ，そのことへ評価はせずに，「さっき，横山先生はどういったっけ？」と聞いたところ，「自分の努力で自分や自分の周囲をコントロールすることが大切」と一字一句間違えることなく述べた．発言の正しさをほめて，本人のみの面談を終了した．

父母との面談では，思春期の心理発達課題についての理解を深めようとしたが，母親が再度「そうはいっても受験に向けて，不登校がなおらないと」と主張した．その一方で，父親は母親をたしなめる発言があった．ここで，思春期の心理発達課題である「自律」が損なわれると，引きこもりになりかねない(→ Unit 2-12)ことや，英語版の Wikipedia の Hikikomori の項目を参考にしながら，Kyōiku mama(https://en.wikipedia.org/wiki/Ky%C5%8Diku_mama)の存在が，不登校や自殺につながることを説明した．自傷行為は自殺とは異なるが，何らかの苦痛が存在する徴候であり，この苦痛を放置すれば，将来的には引きこもりや自殺につながりかねないことを説明した．母親は不満そうであったが，父親は満足げであった．

3か月後の再来では，父子で来院した．本人の表情が明るいので，何かよいことがあったのかと聞いたところ，学校の職業体験に参加し，保育所に行って，楽しんできたそうだ．本人のみの面談では，最近，父親が母親の横暴を止めてくれるようになったという．父親のみの面談では，自傷行為が激減し，このところはないことの報告があり，娘が明るく将来への夢(保育士)を語るようになったと喜んでいた．父親には，母親に子育て以外の生きがいをみつけられるように働きかける(パートに出る，ボランティア活動に出るなど)ことをお願いした．

本症例は，その後少しずつ高校入学(保育科)に向けて，適応指導教室に登校するようになった．自傷行為は消失し，二次反抗期が急激に認められるようになった(＝心理発達のキャッチアップ)が，正常な心理発達であることを示すと同時に対策(→ 📖『発達障害の臨床』Unit 4-7)を父親に教えた．高校入学後に安定していることを確認し，終診とした．

参考
・Favazza AR, et al. Female habitual self-mutilators. Acta Psychiatr Scand 1989; 79: 283-289
・厚生労働省．令和5年版自殺対策白書．https://www.mhlw.go.jp/stf/seisakunitsuite/bunya/hukushi_kaigo/seikatsuhogo/jisatsu/jisatsuhakusyo2023.html（2025/1/29 閲覧）
・Matsumoto T, et al. Patterns of self-cutting: a preliminary study on differences in clinical implications between wrist- and arm-cutting using a Japanese juvenile detention center sample. Psychiatry Clin Neurosci 2004; 58: 377-382
・Suyemoto KL. The functions of self-mutilation. Clin Psychol Rev 1998; 18: 531-554
・Favazza RA, et al. Self-mutilation and eating disorders. Suicide Life Threaten Behav 1989; 19: 352-361
・Rodham K, et al. Reasons for deliberate self-harm: comparison of self-poisoners and self-cutters in a community sample of adolescents. J Am Acac Child Adolesc Psychiat 2004; 43: 80-87

Unit 1-7 自殺企図・自殺とその対応
——「あきらめ」を見逃さない

1 自殺企図・自殺をどう理解するか

Unit 1-6 で示したように，自傷行為自体が依存性（嗜虐）としての特徴があり，自傷行為と自殺企図との間には連続性があるといってもよい．よって，自傷行為と自殺企図の対応は，よく似ている．

たとえば，過量服薬や縫合が必要なほどの自傷は，自殺企図として捉えられる．このような自殺企図や「死にたい」と話してきたときの原則は，「教えてくれて・病院に来てくれて，ありがとう」である．「自分の気持ちを正直に語ることはよいこと」という表現でもよいだろう．

してはいけないことは，「残された人はどうするのだ」「家族の身になってみよう」「自殺はよくない」といった対応であり，当人との関係性が崩れるので好ましくない．

また，「死にたい」といってくることの意味を理解することも大切である．多くの場合，「死にたい」は，困難さや苦痛のために「死にたいほどつらい」という意味で，困難さや苦痛が減れば，「本当は生きていたい」という意味である．

対応する側には，

① 落ち着いた態度で(respond medically, not emotionally)
② 自分の気持ちを正直に話してくれたことをねぎらい
③ 死にたいほどつらいことがあったことを傾聴すること

が求められる．当然ながら，カウンセリング技法を身につけた者でなければ対応は難しい．対応する側もひとりで背負い込まないほうがよい．特に医療関係者はたまにしか患者と一緒にいられない．教育や福祉関係者と協力してチームで対応することが重要であると筆者は考えている．

2 自殺企図・自殺する子どもの特徴

自殺企図・自殺に至る心理的特徴として，表1の7項目が大切だという[1]．筆者の経験では，表1のうち「あきらめ」が最も重要な徴候であると考えている．たとえば，保護者や支援者が，本人の悪い行動を医師に報告し始めても，表情が変わらず，どうでもよいよう

---

[1] 髙橋祥友. 自殺予防. 岩波書店, 2006, pp.78-82

表1 自殺企図・自殺に至る心理的特徴

1. 極度の孤立感

　うつ病などの精神疾患や本人の気質によって生じる. 他人に頼ることが下手といえる. たとえば, 保護者に相談しても仕方がないと感じていたり, 保護者の心配がかえって負担になっていたりすることもある.

2. 無価値感

　自分は生きる価値がない, 生きていても仕方がないという考えである. 前項と同様に, 精神疾患や本人の気質によって生じる. 虐待, いじめなどの経験者に多いことが知られている.

3. 強度の怒り

　易刺激性(ちょっとしたことで興奮する)・易怒性(ちょっとしたことで怒り出す)のことである. これらは, 子どもの気分症群(気分障害)の主要症状でもある. 何らかのきっかけで, これらが自分に向かうと自殺の危険性が増すという.

4. 絶望的な状況が永遠に続くという確信

　自分がおかれた状況に対して, 努力しても無駄で, 解決策もない. このような状況が永遠に続くという確信がある. 周囲から援助を無駄と考えて, 拒絶することも多い.

5. 心理的視野狭窄

　絶望的な状況から脱出する唯一の方法として自殺を考える状況をいう.

6. あきらめ

　前述の困難さに対して, いろいろ試みたが状況が悪化することから「どうでもよい」とあきらめた状況になる. こうなると自殺企図・自殺の危険が高い. 心理臨床を知らない人からみると「落ち着いた, おだやかになった」と勘違いする場合がある.

7. 全能の幻想

　いまの自分の力で現状を変えられるのは「自殺」のみと考え始める.「自殺だけはいまの自分でもできる」「自殺はいまの自分に残された唯一の選択肢である」などと考える状況をいう. ただちに本人を保護する対策を取る必要がある.

〔髙橋祥友. 自殺予防. 岩波書店, 2006, pp.78-82〕

な表情をみせるときである.

　一般に, 本人の悪い行動を報告されると, 緊張したり, 反抗したり, うつむいたり, 笑ってごまかそうとしたりと, 表情に変化がみられる. このような場合は, 自殺企図や自殺の心配はない. 最近は, 報道やドラマ, あるいはネット上の情報の影響か, 保護者に叱られたり, たしなめられたりしたときに,「どうせ自分のいうことなんか, 聞いてくれないんでしょ. 私なんか死んだほうがいいんだ!」のように, 保護者を脅す事例もよくある. このような場合には, 本人に疾病利得を生じさせないように, 本人がいっていることの意味の理解を促す保健指導が必要である. 生きていたくても生きていられなかった小児がんの患者の思い出話を聞かせることもある.

　さて, 保護者や支援者が, 本人の悪い行動を報告したときに,「表情が変わらない」場合の鑑別としては, 気分症群(気分障害)による仮面様顔貌があげられるが, 「あきらめ」との合併もあり得る. このような場合には, 本人は問いかけに答えず, ぼやっとして, 反応がないようにみえることも多い. 当然, 保護者や周囲が答えるように促すが, それにも応じず, こちらを死んだ魚のような眼でみつけてきた場合は, 合併例と考えてよい.

3 「あきらめ」をみつけたときに筆者が行っていること

① 保護者や支援者への指導

本人と分離して行う．「本人が自暴自棄になっている」ことを伝え，何をしてもおかしくないと話す．例として「自殺」をとりあげ，本人や周囲を守る意味で，決してひとりにせずに，目を離さないことをお願いする．期間は後述する薬物療法が効いてくるまでの1か月と伝える場合が多い．薬物療法を希望されない場合は，何か変化があったら，すぐに連絡し，受診するように伝えておく．

② 本人に対する精神療法

保護者や支援者と分離して行う．「困ったことがないか」と尋ねても，何もいわない場合が多い．「困っている子どもを助けるのが，小児科医の仕事」と書いて，本人に渡し，小学生の男児であれば，頭をなでてスキンシップをとることも多い．

本人からの反応がなくても「また，会いに来てね」といって，終わる．

③ 薬物療法

緊急性が高いと判断されるケースには，鎮静がかかる定型抗精神病薬のヒルナミン®（レボメプロマジン塩酸塩）を2〜5 mg/kg/日（分3）で投与する．薬剤性パーキンソニズムの予防薬を併用する．この場合には，過量服薬による自殺を避ける意味で，薬剤を本人の手の届くところにおかないように指導が必要である．副作用としての眠気が出てくることが多いが，その場合は，そっとしておいてほしい旨を申し添える（→ 📖『発達障害の臨床』Unit 2-20）．

緊急性がそれほど高くないケースでは，非定型抗精神病薬による加療を双極症（双極性障害）に準じて行う．よく寝てもらう意味でも，リスペリドン（→ 📖『発達障害の臨床』Unit 6-13）を利用する場合が多いが，オランザピン（→ 📖『発達障害の臨床』Unit 6-15）を利用することもよくある．

④ 再来は1週間後

薬剤の服薬量が十分であれば，睡眠がスムーズになったことが確認できる．保護者や支援者には，「これまで疲れすぎて眠れない状況であったが，やっと眠れるようになった．ここしばらく，寝ても寝ても，寝足りない時期が来るが，それが終わると，安心してみていられる」旨を伝えておく．

⑤ 本人が苦しんでいることを推察する

（薬物療法を含む）加療を始めて1か月程度すると，本人との意思疎通がとれるようになってくる．この時期の保護者・支援者の詳細な行動観察記録から，本人が苦しんでいることを推察する．本人の了解が得られれば，バウムテストなどの本人の心理状態を調べる検査も行う．

この時期になれば，レボメプロマジン塩酸塩を利用していた症例では，分3から分2として，薬剤の減量も考慮に入れてよい．その際には，笠原嘉氏の小精神療法（→ 📖『発達障害の臨床』Unit 6-19 CASE 25）を保護者・支援者同席のもとで，本人に対して行う．

CASE 3

緊急性の高い自殺念慮例（9 歳，男子）

　父母と本人の 3 人暮らし．父親は医師で母親は元看護師の専業主婦である．

　乳幼児健診で落ち着きのなさを指摘されていた．幼稚園でも，発表会の練習には参加しないが，保護者が参観するときには，真面目に演技していたという．

　小学 1 年入学時より，教員の指示に従わず，校内を徘徊していた．家庭内では問題がなく，塾通いもしていた．保護者が学校に呼ばれて参観すると，真面目に授業を受けているので，なかば学校不信状態であったが，ふだんの様子をビデオ撮影でみせられて唖然としたという．保護者が叱責したことで，校内の徘徊は少なくなったが，座席に座っているのみで，授業には参加しなかった．

　小学 2 年の夏休み明けから不登校気味になり，保護者が車で送迎して登校させ続けた．次第に登校しぶりが悪化し，冬休み明けからは，学校に入るときに興奮したり，暴れて教室に入らなくなった．

　小学 3 年に入り，校内で危険な行動をとるようになった．2 階の窓から飛び降りようとしたり，保護者の送り迎えの際に車道に飛び出したりした．今後の対策を求めて，母と学校側が来院した．

　幼児期の絵から微細運動障害の徴候を認めなかった．国語・算数のプリントでは，本人の機嫌がよいときには，字もきれいで，間違いもなかった．生活の様子を問いただしたところ，母によれば，最近は，ふとんに入っても寝付くまでに 1 時間程度かかり，午後 10:30 ぐらいの就寝だが，朝は，おおむね午前 5:30 に目が覚める．

　学校や家庭での危険な行動について，母が話しても，本人の表情は変わらず，「あきらめ」を感じたため，本人を分離して，話を聞くことにしたが，何を聞いても，本人は答えなかった．「困っている子どもを助けるのが，小児科医の仕事」と書いて，本人に渡し，頭をなでたが，反応はなかった．

　次いで，子どもは教員付き添いのもと別室にいてもらい，母に，「子どもが自暴自棄になっている」ことを伝え，何をしてもおかしくないと話した．例として「自殺」をとりあげ，最近の「2 階から飛び降りようとしたり，車道に飛び出したり」が自殺企図にあたることも告げた．対策としての薬物療法と「見守り」をお願いしたところ，母親の了解が得られたため，学校側とも情報を共有した．

> **処方** ヒルナミン®（レボメプロマジン塩酸塩）（25 mg）3 錠　分 3
> 　　　　アキネトン®（ビペリデン塩酸塩）（1 mg）　　　　 3 錠　分 3

　初診から 3 日後に，電話があり，父親の目の前で本人が自宅のベランダ（5 階）から飛び降り，父親が間一髪で止めることができたという．母親と協力して引っぱりあげたとのこと．

　服薬後の様子を聞いたところ，医師の父親の反対で，服薬をしていなかったことが判明した．父親に電話に出てもらい，服薬で鎮静をかけなければ，本当に自殺してしまうであろうとのみたてを伝えた．不承不承，服薬を開始してもらえた．

　初診から 1 週間後の再来では，父母ともに来院した．日中の眠気はないという．本人は「最近，疲れる」と話してくれた．このままの服薬量でよいと考え，今後，「寝ても，寝ても，寝足りない」時期がやってくること，副作用の眠気ではないので，薬を勝手に減量しないように指導した．

　2 週間後の再来では，予想通り，学校でも昼寝をする状況であった．登校時の興奮も少なく，学校での危険な行動は少なくなったが，改めて「目を離さない見守り」が必要であることを示した．

　4 週間後の再来では，本人が，「最近，体調がよくなってきた」と，元気に話すようになった．学校側によれば，1 年生のときに戻ったような感じだという．授業には参加しないが，お楽しみ会などの特別活動の時間は教室には入れるようになった．

　父母のみの面談で乳児期〜 2，3 歳頃までのことを聞いたところ，母が産後うつにかかっていて，あまり手をかけられなかったことや，父も多忙で，あまり子どもと遊ぶ機会が少なかったことをが判明した．母の産後うつについては，現在も加療中で，症状はあまりないこともわかった．

　0 歳児の課題「アタッチメント」の誤習得ならびに，1 歳児の課題「しつけの課題」での破綻と考

えると本児の行動異常を説明できると考え，母には「お手伝い」を本人にさせて，一緒に家事をさせること，父には「休みの日にからだを使った遊び」を一緒にすることを提案した．学校側には，養護教諭やクラブ活動顧問が，何かと気遣うようにお願いをした．

最初に改善したのは母親との関係性だ．一緒にごはんを作り，父親にふるまうことで，自信をつけたらしい．4年生に進級した頃には，登校しぶりが消失し，教室に入ることも増え，危険な行動は影を潜めた．5年生に進級し行動異常がほぼ消失したので，父親が薬物療法を中断させた．その数週間後に，飛び出しによる交通事故で骨折してしまった．

母親によれば，父親は「休みの日にからだを使った遊び」を行ったのは数回で，最近は，休みの日も父親はひとりでゲーム三昧だという．

薬物療法の再開と，勝手に休薬しない旨を父親に約束させ，治療方針を切り換えることにした．母親の対応指針はそのままだが，父親を「反面教師」として本人に理解させることである．学校側に，「あこがれの人」(→ Unit 4-3)をあてがうことを依頼した．幸い，4年時の担任が適役とのことで，委員会活動でかかわってもらえるようになった．

交通事故の体験は，本人にとって，糧になった．「勝手に薬を止めると，まずいことが起こる」と．中学校でも「あこがれの人」が存在して，本人に好影響を与えていることを確認してから，薬物療法の漸減を開始した．二次反抗期の時期には，父親のいうことを一切無視するようになったが，「あこがれの人」や母親のいうことは考慮に入れて行動していたので，正常な二次反抗期と判断した．

高校入学後の夏休みに，薬物療法を中止し，母親との関係性が崩れていないことを確認して，何かあれば再来を約束して，終診とした．

注釈：本症例が，Unit 3-12 の「1 歳児の課題」の失敗に類似していることに気が付かれることだろう．Unit 3-12 の症例は，溺愛・放任だが，本症例は，放任が主である違いがある．

COLUMN 2　摂食症群について

私見では，摂食症群とは緩慢な自殺である．神経性やせ症のように食欲が消失するものほど重症度が高い．この背景には，表1 に掲げた極度の孤立感や無価値感があり，絶望的な状況が永遠に続くというあきらめに似た心境が本人を支配している．摂食症群の背景には，本人の生真面目な気質(生まれもっての性格)に加えて，保護者(特に母親)による強迫的な子育て……自分の子どもはこうあるべきだという押しつけ……が存在しているように思われる．本人の気質は変えようがないので，本人と保護者との関係性の再構築と，本人の心理発達を促す心理的介入が大切であると考える．具体的には，思春期の発達課題である「自律」を促す介入であり，分離面接が必須である．保護者に対しては「目を離さないが，手を離す」ことの重要性を話したうえで，外来での相談では「手を離していない」ところにふれて，どうすべきだったかを考えさせることを繰り返している．また，本人には，「あなた自身がどうしたいか」を繰り返して問いかけている．たいがい本人は保護者の意向を話してくるので，それは保護者の意向であることを投げかけ，自分の将来は自分しか決められないことを何度も話していく．このような地道な心理的介入を行って，本人が二次反抗期(保護者に向かって，自分自身の論理で反発する)を迎えると，摂食症群の症状は霧散していく．もちろん，揺れ戻しがなくても，本人の意志決定を尊重し，賞賛していくことが大切である．

摂食症群の一般的管理については，他誌の総説を参考にされたい．

参考

・作田亮一．子どもの摂食障害：早期発見と包括的治療．日本小児科学会雑誌 2019; 123: 548-557
・鈴木由香．小児神経科医が摂食障害治療で知っておきたいこと．脳と発達 2020; 52: 370-373

Unit 1-8 非行とその対応
——マルトリートメントを見逃さない

1 素行症とその背景要因

　DSM-5-TR における素行症の定義を**表1**に示した．素行症とは，少年法でいう虞犯少年（**表2**）といってよい．素行症の背景要因としては，破壊的な行動障害の進展(disruptive behavior disorders：DBD，**図1**)で知られるように，反抗挑発症(→ **Unit 3-12**)があげられる．DBD は，注意欠如多動症があると進展しやすい(→ 『発達障害の臨床』Unit 2-15)ことが知られており，その背景にはマルトリートメントがある．当然ながら，マルトリートメントがあって，0歳児の課題であるアタッチメント形成に問題を抱えていると，早期から素行症を含めた各種の行動障害が生じてくる(発達性トラウマ障害：→ **Unit 3-11**)．

　筆者の考えでは，素行症の背景には必ずマルトリートメントがある．マルトリートメントがあると，子どもは家庭内に無条件に信用できる存在(安全基地，アタッチメントの対象)がいないので，自分の利害関係に直結した行動をとるからである．逆にいうと，幼児期の反抗挑発症や，小学生の素行症をみたら，マルトリートメントを疑ったほうがよい．

　筆者が経験した素行症を合併した神経発達症群の27例では，全例で保護者によるマルトリートメントを認めた．注意欠如多動症が18例〔およそ半数で LD(learning disabilities)合併あり〕，言語性 LD のみが3例，自閉スペクトラム症が4例である．自閉スペクトラム症が少ないのは，診断・加療を希望して来院する医療機関のデータというバイアスのためと推定される．児童自立支援施設・少年院等からの報告では，自閉スペクトラム症の未相談，未診断，未加療であることが多いという．

　虞犯行為(**表2**)を伴う高機能自閉スペクトラム症を15例経験しているが，保護者指導，教育との連携，併存精神障害の加療により，現時点で素行症の基準を満たしている症例はない．

　27症例のうち，司直によって，刑務所，少年院への措置を受けたのが5例，児童心理治療施設や児童自立支援施設などの施設入所措置となったのが14例である．施設入所措置となった全例が現時点では素行症から離脱できており，マルトリートメントが大きく関与していることがわかる．

　素行症への進展を阻む臨界点は反抗挑発症の段階といわれている．したがって，反抗挑発症の改善がはかばかしくない場合には，素行症への進行を考え，虞犯行為が認められたときの対応について，早くから，繰り返し，保護者に伝えるようにしている．伝達内容は，虞犯行為が起こったときの保護者の仕事は周囲に謝ることで，子どもを叱ることは警察や学校にお願いしたほうがよいという点だ．なぜなら，素行症の背景にはマルトリートメントがある

表1 素行症 (conduct disorder)

A 他人の基本的な権利，あるいは，年齢相応の社会的規範やルールを破る行動様式が反復し持続的にみられる．以下の15項目のうち，過去12か月の間にどのカテゴリーかを問わず3項目以上，過去半年間に1項目が存在している．

人および動物に対する攻撃性
1. しばしば，他人をいじめ，脅迫し，あるいは威嚇する
2. しばしば，手が出る (殴る等のけんか)
3. 重大な外傷をひきおこす武器を使用したことがある (バット，レンガ，割れた瓶，ナイフ，銃)
4. 他人に対して，身体的な苦痛を与えて平然としていた
5. 動物に対して，身体的な苦痛を与えて平然としていた
6. 被害者の前で盗みをしたことがある (例：背後から人に襲いかかる，ひったくり，ゆすり，武器を使った強盗)
7. 性行為を強要したことがある

所有物の破壊
8. 重大な損害を与えるために故意に放火したことがある
9. 故意に他人の所有物を破壊したことがある (放火以外で)

詐欺または窃盗
10. 他人の家，建物，車に侵入したことがある
11. 商品や好意を得るために，あるいは，義務を逃れるために，しばしば嘘をつく (例：他人をだます)
12. 被害者と対面せずに，些細な価値しかないものを盗んだことがある (例：不法侵入せずに万引き，偽造)

重大な規則違反
13. 親の禁止にもかかわらず，しばしば夜間に外出することが，13歳以前から始まる
14. 親や親代わりの家で生活している間に，少なくとも2回，一晩中外出したり，長期にわたって家に帰らないことが1回ある
15. よく学校を無断欠席することが，13歳以前から始まる

B 上記の行動障害は，社会的，学業的，職業的な機能に臨床的に意味のある障害を引き起こしている
C 18歳以降では，反社会性パーソナリティ症の診断基準を満たしていない

〔American Psychiatric Association. Diagnostic and Statistical Manual of Mental Disorders, Text Revision Dsm-5-tr. AM PSYCHIATRIC ASSOCIATION PUB, 2022 より筆者和訳〕

表2 虞犯少年の要件

少年法第3条の3
次に掲げる事由があつて，その性格又は環境に照して，将来，罪を犯し，又は刑罰法令に触れる行為をする虞のある少年
　イ　保護者の正当な監督に服しない性癖のあること．
　ロ　正当の理由がなく家庭に寄り附かないこと．
　ハ　犯罪性のある人若しくは不道徳な人と交際し，又はいかがわしい場所に出入すること．
　ニ　自己又は他人の徳性を害する行為をする性癖のあること．

ので，虞犯行為によって，しつけと称する虐待が起こり，素行症の悪化を招くからだ．

　自験例での症例対照研究によれば，保護者によるマルトリートメント，離婚は，素行症群で有意に多かった．一方，保護者の精神障害の存在は対照群と有意差がなかったが，精神障害の治療状況が未治療・放置されている保護者が，素行症群において有意に多かった[*1]．

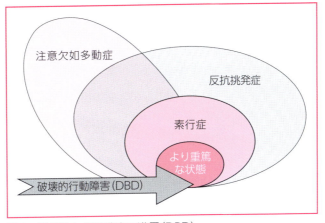

図1 破壊的な行動障害の進展（DBD）
〔齊藤万比古. 二次性障害とADHDの経過. 上林靖子 他, 著. ADHD（注意欠陥／多動性障害）—治療・援助法の確立を目指して（こころのライブラリー）. 星和書店, 2004より改変〕

2 素行症への対応指針

神経発達症のあるなしにかかわらず, 素行症に対する対応で筆者が行っている手法は次の3点に集約される.

1 マルトリートメントから子どもを守る方策を考える
2 子どもが安心して身を委ねられる分担を作る
3 非行事実を, 社会のルールを教えるチャンスとして捉える

マルトリートメントを受けた子どもの非行行動は, 当初は虐待からの回避という側面をもつ. たとえば, ネグレクトにより食事が与えられない場合に, 万引きをして食事を確保するといった行動は, 子どもにとっては精一杯の適応行動である. しかしながら, この適応行動は非行であり, マルトリートメントをしている保護者は, しつけと称する身体的虐待（暴力）や心理的虐待（暴言）を行うことが多く, このことが素行症を誘発していると考えられる.

よって, マルトリートメントから子どもを守る方策をたてることが素行症に対する最初の一手である. 万引きによって食事を確保している子どもに対する声がけとして必要なのは, 「お腹がすいたら私にいってくださいね」であり, いえる相手を作ることから始めるのである. この役割分担を担う人は, Unit 4-3 に示す母親役として行動することになる.

当然ながら, 関係者によるケース会議を必ず行う. ケース会議では, 関係者の役割分担をはっきりさせることが最も大切である. 先の母親役に加えて, 子どもの安全を確認する係, 保護者を受け止める係, 保護者に指導する係といった具合である. 時に, ケース会議を行ったという実績作りを目的として参加してくる機関があったりする. このような場合には, 筆者が, そういう機関にも役割を分担（というより強制）し, 次のケース会議できちんと行動し

[*1] 横山浩之, 他. 発達障害がある児(者)における行為障害の要因. 脳と発達 2009; 41: 264-267

ているかどうか，外部評価している．時には外部評価の結果を関係者で共有することさえある．あくまで，Child First の原則を貫く．

また，保護者に，「子育てはひとりでするものではない」と伝えることも並行して行う．保育所・幼稚園・学校，子育て支援センター，親の会など，利用できる社会的資源の活用の紹介を行う．保護者が受け入れてくれればよいが，拒否する場合は要注意だ．通院が途切れることを予測して行動しておいたほうがよい．具体的には，支援者(保育士，教員，保健師など)に受診の付き添いを依頼することであり，通院が途切れる可能性が高いことを支援者に告知しておくことである．通院が途切れた子どもが何らかの罪を犯し，司法から照会を受けることもある．このような例では，受診途絶もまた，保護者の離婚や非行の悪化による育児放棄などに引き続いていた．

以上が機能するようになったら，非行事実を社会のルールを教えるチャンスとして利用できるようになる．素行症の子どもは，心理発達課題(→ Unit 2-1)を誤習得していることが多いため，認知発達も年齢相応でないことが多い．年齢が高くなっても，Piaget のいう形式的操作(→ Unit 1-2)に至らない場合も多い．したがって，言葉がけで理解してもらうことは困難であり，実際に体験してもらって理解してもらう手法が大切である．具体的には，非行事実に対して，警察や児童相談所の利用はもちろん，「償う」体験をさせることがとても重要である．よく，保護者や学校等が「しっかりいって聞かせた」とか「反省文を書かせた」として，指導したことにしている例が見受けられるが，これらの指導では全くもって不十分である．これらの指導はたかだか1時間程度で終わってしまうので，子どもの体験として不十分なのだ．学校であれば，1週間の掃除当番であるとか，同程度の時間のボランティア活動を行わせるといった指導が有用である．

COLUMN 3　非行をはじめてみつけたときに……

　小学3年の女児がお菓子を万引きし，お店からは許してもらえたが，保護者は子どもを警察に連れて行った．保護者は，警察官から，万引きは常習化してからみつかることや，手引きをする人がいることもあることを教えてもらった．

　翌朝，保護者は子どもを連れてお店に再度謝罪に行き，子どもが学校に行ったあとに，子どもの机の中などを探ったところ，買い与えた覚えがないアクセサリーなどがみつかり，万引きが常習化していた事実に愕然とした．警察官から，手引きをする人がいる可能性を教えてもらっていたので，子どもの外出先に必ず一緒に付いていくようにしたところ，数週間で，最近になってよく遊んでいたA子と遊ばなくなったことに気が付いた．しばらくして，女児はアクセサリーを万引きしたことを保護者に告白し，商品を持参して，謝罪に行ったそうだ．

　上記の事例からの教訓は，各種の非行は，初回に発見されることはまれであり，常習化してから，非行事実がわかるということである．

　また，この保護者がアクセサリーの万引きをすぐに指摘せずに，安心して非行を告白できる環境を整えたことが，最終的な解決につながったことも指摘しておきたい．

参考
・上林康子．行為障害−注意欠陥/多動性障害の併存症として−．精神科治療学 1999; 14: 135-140

Unit 2

定型発達の心理発達課題

Unit 2-1 心理発達課題とは
——年齢に応じたこころの学習がある

1 心理発達課題とは

　心理発達課題とは，人間が健全な発達をとげるために，それぞれの発達段階で達成しておくべき課題である．次の発達段階での健全な発達を保証するために，それぞれの発達段階で習得しておくべき課題があるともいえる．この考え方を提唱したのは，教育心理学者のHavighurst RJ で，著書の『Developmental Tasks and Education』で明らかにされた．私見では，Gesell AL の教育のレディネス（→ 📖『発達障害の臨床』Unit 2-1）の延長線上にある考え方だと思われる．

　心理発達課題は，様々な心理学者が様々な提唱をしており，その内容は必ずしも一様とはいえない．ここでは本書の基盤になった，最も代表的な Erikson EH の心理社会的発達理論についてふれる．

　なお，筆者が日常臨床で意識している心理発達課題を**表1**にまとめた．本書で示した心理発達課題は様々な心理学者の主張や，教育心理学，認知発達の知見がいりまじっていることを申し添える．

2 Erikson の心理社会的発達理論

　Erikson は，人間の一生を8つの段階に分け，それぞれの段階に心理社会的発達課題があるとして，死に向かって発達し続けるとした．どの段階でも獲得すべき課題とそのための障害が存在し，障害を乗り越えて獲得されること（Virtue：導かれる要素）があると考えた．また，それぞれの発達段階で重要な役割を果たす人物についても言及した（**図1**）．

　また，Existential question（心理発達課題を習得する時期に必ず存在する疑問）が提示されている．たとえば，乳児期の Existential question は，"Can I trust the world?（私は世界を信用してもよいか）"である．答えが Yes なら，Basic Trust（当たり前に信頼する）を獲得できるが，No なら Basic Mistrust（当たり前には信頼できない）を得てしまうことになる．どうなるかを最も決定づけるのは母親である．

　Erikson で最も有名なのはモラトリアムであろう．**図1**でいうと Identity を獲得するまで，人は混乱の時間を過ごすが，社会は通常，青少年が「自分自身をみつける」ための猶予期間を与えており，その期間をモラトリアムという．

注釈：転じて，何かの課題を達成するまでの時間をモラトリアムとよぶ場合がある．

表 1　本書における心理発達課題

時期	心理発達課題	重要な人物
0 歳	アタッチメント形成	多くは母親(primary caregiver)
1 歳	しつけの基本	多くは父親(あるいはそれに代わる存在)
2 歳	周囲の子どもと交わる	周囲の大人
3 歳半頃	自我の目覚め	同年代の子ども
4 歳	簡単なルールの理解の目覚め	同年代の子ども
5 歳頃	一次反抗期	大人
8 歳頃	群れ(ギャングエイジ)	主として同年代の子ども
思春期前夜(10 歳頃)	こころの黒板	同性の大人(特に保護者)
二次性徴出現後	自律と二次反抗期	親友とロールモデル
青年期(高校生以降)	人格(アイデンティティ)の形成	友人とパートナー

心理発達課題

時期	主たる関係性	獲得に成功した場合	Virtue：導かれる要素	獲得に失敗した場合	必ず存在する疑問
老年期	人類	Integrity 本来の姿・完成	Wisdom 賢さ・英知	Despair & Disgust 絶望と嫌悪	Is it okay to have been me? 私は(これまでの)私でいてよかったか？
壮年期	家族・同僚	Generativity 次世代を生み出す	Care 世話・保護	Stagnation 停滞	Can I make my life count? 私は自分の人生をあてにできる？
青年期	友人・パートナー	Intimacy 親密性	Love 愛	Isolation 孤独	Can I love? 私は愛せる？
思春期・前青年期	親友・ロールモデル	Identity 自己同一性：人格	Fidelity 忠誠心	Identity confusion 自己同一性の混乱：解離	Who am I? Who can I be? 私は誰？　誰でいられるの？
学童期	学校・地域	Industry 積極性・勤勉性	Competence 有能感	Inferiority 虚性・劣等感	Can I make it in the world of people and things? 私は人と物事が存在する世界でやっていけるか？
幼児後期	家族	Initiative 主導性	Purpose 目的意識	Guilt 罪悪感	Is it okay for me to do, move, and act? 私は行動して，動いて，ふるまってよいか？
幼児前期	両親	Autonomy 自主性	Will 意志	Shame and Doubt 罪悪感の芽生えと疑心	Is it okay to be me? 私は私でいてよいか？
乳児期	母親	Basic Trust 当たり前に信頼する	Hope 希望	Basic Mistrust 当たり前には信頼できない	Can I trust the world? 私は世界を信用してもよいか？

心理発達課題

図 1　Erikson による心理社会的発達理論の概要

3　知的発達と心理発達課題

知的発達が遅れている場合には，心理発達課題は知的水準に相応しい時期に訪れる．たとえば，IQ ＝ 50 の知的発達症(知的能力障害；→ 📖『発達障害の臨床』Unit 2-1)の子どもでは，一次反抗期が来るのは，10 歳ぐらいである．このことを利用すると，知的発達症の子どもの行動に対する対応指針が明確にわかる．

その一方で，知的発達に問題がなくても，心理発達課題を習得しているとは限らない．たとえば，0 歳児の課題に失敗していれば，反応性アタッチメント症(反応性愛着障害；→ Unit 3-1)，脱抑制型対人交流症(脱抑制型対人交流障害)(→ Unit 3-2)あるいはアタッチメント症(→ Unit 3-3)を生じていく．

参考
・Erikson EH, et al. The Life Cycle Completed, Extened Version., W.W. Norton & Company, New York London. 1978

Unit 2-2 0歳児の課題「アタッチメント形成」
──人を無条件に信用する能力

1 0歳児の課題「アタッチメント形成」：人を無条件に信用する能力

attachment theory（アタッチメント理論）は，Bowlby J により創始され，Ainsworth M により発展した．保護者に対して乳幼児が頼り信頼することは，よく知られていたが，本能によるもので，身体的・心理的充足の結果ではないとされていた．

Bowlby J は，第二次世界大戦後に，孤児院・乳児院に収容された戦災孤児の発達，身長，体重の増加，罹病率，死亡率，適応不良を検討し，母親による養育と乳幼児の心身の健康との関連性を論じた．乳幼児が最も親しい人を奪われ，新しい環境に移され，その環境が不十分で不安定な場合に起きる心身の諸問題を総称して "deprivation of maternal care"（母性的養育の剥奪）とよんだ．

Ainsworth は心理学的実験から Bowlby の attachment theory を分析した．最も有名なのは，strange situation procedure（ストレンジシチュエーション法，新奇場面法）による，アタッチメントの分類である．

本書では，0歳児が習得していく課題として，**アタッチメント形成**をあげる．**人を無条件に信用する能力**である．乳児は外部からの苦痛や脅威に対して，母親に保護を求めるが，何があっても母親に助けてもらえた経験から，母親の存在が安全を保証する（secure base，安全基地）ことだと理解していく．たとえば，ぐずったときに抱っこしてもらえる，お腹がすいたら，母乳がもらえるといった，ごく当たり前のことが，アタッチメント形成に必要なのだ．

人を無条件に信用しようとする能力を習得してはじめて，様々な探検（試み）を安心して行えるようになる．さらには，社会的立場を理解して行動できるようになっていく．たとえば，保育士になついて，正しく甘える行動に結びつく．

2 strange situation procedure（ストレンジシチュエーション法）

次のような手順を踏んだときに，乳幼児の行動がどうなるかを観察し，分類した．

① 母親と1歳前後の乳幼児が部屋に入る．自由に遊ばせる
② 知らない女性が部屋に入り，母親と談笑したあとに，子どもにかかわる．このあとは母親は子どもにかかわらない
③ 母親だけが部屋から出る（strange situation）
④ 母親が部屋に戻る

子どもの行動は，次の4通りに分かれた（当初の研究では①〜③の3種類）．

① secure attachment（安定したアタッチメント）

母親がいる間は，部屋で自由に遊び，知らない女性とかかわろうとする．しかし，母親がいなくなると，誰からみてもわかるほどうろたえ，知らない女性とかかわろうとしなくなる．そして，母親が戻ると，大喜びする．

② anxious-avoidant insecure attachment（不安で逃避的な，不安定なアタッチメント）

母親がいようといまいと，行動が変わらない．見知らぬ女性だろうが，母親だろうが，子どもの行動は相手によって変わらない．

③ anxious-ambivalent insecure attachment（不安で相反する，不安定なアタッチメント）

母親がいても，部屋で遊ぼうとせず，知らない女性ともあまりかかわろうとしない．母親がいなくなると，大変困った様子にみえる．しかし，母親が戻っても，子どもの行動様式は一定の傾向をみせない．母親に近づこうとしてみたり，腹を立ててみたり．怒って母親を叩くこともある．

④ disorganized/disoriented attachment（乱れた/志向性がないアタッチメント）

子どもは母子分離の間，ずっと泣き続ける．しかし，母親が戻ってきても，母親を避けたり，母親に近づいて床に寝転んで泣き叫んだりする．自分自身をたたき続けたり，ふらふら動き回ったりする常同行動を示す子どももいる．このタイプの子どもの母親は出産の前後で何らかの心的外傷を受けていたり，抑うつ状態にあったりしたことがその後の研究で明らかとなった．また，母親自身が高校を卒業する前に親と死別した体験があることも多いことがわかってきた．

3 アタッチメントのパターンと子どもの行動

Rosenblum KL，Dayton CJ，Muzik M らによれば，アタッチメントのパターンと子どもの行動の関係は次の通りである．

secure attachment（安定したアタッチメント）では，子どもは母親に素直に自分の感情を表現できるし，助けてくれる母親を自分の困難を解決するために頼れる．そして癒やされると，探索的な遊び（新しいモノに手を出す，大人からみるといたずら）に戻る．このような家庭を観察すると，母親は子育てに敏感で優しく，子どもは母親は自分を世話して守ってくれると信頼している様子がみてとれる．実際，母親は，不慮のできごとにも反応し，子どもが表現した要求や考えにあわせて行動していた．

anxious-avoidant insecure attachment（不安で逃避的な，不安定なアタッチメント）では，子どもは，生理学的な指標が興奮や不快を示しても，母親から快適さを求めていないように行動する．母親がいようがいまいが，ひとりで勝手に遊んでいる．このような家庭を観察すると，母親は子どもの困難さを無視していた．よって，あのような子どもの行動は，自分の感情的な要求を押し殺して，母親の近くにいようと，子どもが努力した結果だと考えられる．

anxious-ambivalent insecure attachment（不安で相反する，不安定なアタッチメント）では，子どもが積極的に母親にかかわろうとする関係性だ．子どもは母親にかかわろうと必死だ

が，母親になだめてはもらえない．よって，探索的な遊び（新しいモノに手を出すなど）に戻れない．このような家庭では，母親は子どもの世話の仕方に一貫性がない．母親と子どものふれあいは，子どもの要求に基づいていないことがよく認められる．子どもの際だった感情の高まりは，母親に反応してもらったり，かかわってもらったりするための努力とみることができる．

disorganized/disoriented attachment（乱れた／志向性がないアタッチメント）では，子どもは，苦しいときに母親にかかわってもらうために，つじつまがあった手法をとれないようにみえる．むしろ，緊張に満ちた状況に奇妙で不調和にふるまう．たとえば，少しの間立ちすくんだり，まるで，母親にかかわってもらうことが葛藤や恐怖であるかのように，母親に対して近づきたいが近づけない，相矛盾する行動をとる．このような家庭を観察すると，母親がおびえていたり，おびえさせたりする行動をとっていた．たとえば，奇妙な声を上げる，突然じゃまをするようなからだの動き，子どもの行動におびえて反応するなど．よって，子どもは，どのようにして，母親に近づいたり，助けてもらったらよいのかわからず，葛藤の毎日を過ごすことになる．

COLUMN 4　マルトリートメントに気が付くために

　保護者からの情報を鵜呑みにしていると，当然ながら，マルトリートメントに気が付けない．保護者が「叩いてしまった」などのようにカミングアウトしてくる場合は，自己の悪い行為に対する認識がある分だけよいと考えたい．一般に，マルトリートメントをしている保護者は，そういう認識に欠けている．

　第三者からの，保護者に関する情報はとても大切である．一般に，小学校以降では，保護者と学校側がかかわる頻度は低く，特に保護者のインテリジェンスが高い場合には，自分に都合が悪い情報をうまく隠すことから，学校側がマルトリートメントに気が付いていないことはよくある．

　この意味で，保育士や幼稚園教諭などの支援者からの情報は大変有用である．送り迎え等で毎日のように保護者と会っており，生活の様子がよくわかり，いろいろな担当者がかかわるので，複数の目で確認され得るからだ．

　第三者からの情報は，神経発達症群の診断にとって，症状がいつでも・どこでもあることの確認という意義もあるが，マルトリートメントの有無を確認する意味でも大切である．

　この意味で，保護者が書いた生育歴が第三者からの報告と合致している場合には，神経発達症群に伴う反抗挑発症を一番に考慮する．一方，保護者が子どもの症状を認めていなかったり，診察中に保護者らしい行動をとれないようであれば，マルトリートメントによる行動異常を疑うよりどころになり得る．

参考
・Doheny L, et al. Exposure to biological maternal sounds improves cardiorespiratory regulation in extremely preterm infants. J Matern-FetalNeonatal Med 2012; 25: 1591-1594
・Rosenblum KL, et al. Infant social and Emotional Developments. In: Zeaneh CH, eds., Handbook of Infant Mental Health,3rd ed., The Guilford Press, New York. 2009, pp. 80-103

アタッチメント形成と共同注意
──共同注意の遅れは要注意

1 乳児の心理発達

　乳児の発達に，母親の声が有用であることはたくさんのデータがある．たとえば，NICU管理中の極低出生体重児における無呼吸や心拍低下の頻度を有意に改善する[1]ことが知られている．胎児のうちから，子どもは母親の声を聞いており，リラックスするのであろう．

　対人および感情の発達からみると，母親と乳児が触れ合うことで，生後2～3か月までに目が合うようになり，社会的微笑（soial smile）が出現する．社会的微笑の2週間後には，声を立てて笑うという．これらの発達には，昼夜の区別や摂食，苦痛からの回避といった母親などによる世話が必要であることがわかっている．

　生後6か月になると，「いない・いない・ばぁ」を喜ぶようになる．すなわち，顔で手を隠しても，その手の向こうに母親がいることを記憶できる（Piagetのいう対象の永続性の萌芽）．

　生後7～9か月になると，一番世話をしてくれる大切な人（primary caregiver＝母親）と他の人への反応の差が目立ってくる．大切な人が離れると泣いたり，ぐずったり．やがて，知らない人をいやがったり，人見知りをしたりするようになる．これらの現象はアタッチメントの萌芽といえよう．

　生後9か月から，少しずつ共同注意が発達してくる．この時期から，乳児は母親を安全基地（secure base）として認識してくる．すなわち，母親を楽しみの対象としてみてとり，困ったときには頼る行動をとれるようになっていく．

2 共同注意と三項関係の成立へ

　共同注意（joint attention）とは，他者の興味対象に注意を向けるコミュニケーション行為をいう．ここでいう他者の興味とは，物でも，できごとでも，話の焦点でもよい．すなわち，他者の注意の存在を理解し，その対象に対する他者の態度を共有することや，自分の注意の所在を他者に理解させその対象に対する自分の態度を他者に共有してもらう行動を指す．

　一般に，共同注意に関する行動は生後9か月頃から習得が始まり，18か月頃には完成する．共同注意を示す行動としては，指さし行動（大人がいるときにみてほしいものを指さ

---

[1] Doheny L, et al. Exposure to biological maternal sounds improves cardiorespiratory regulation in extremely preterm infants. J Matern Fetal Neonatal Med 2012; 25: 1591–1594

す)，視線追従(他者がみている物をみる)，社会的参照(自分の行動に対する評価を大人の表情などをみて参考にする)などである．

　共同注意は，乳児が他者の発話時にその対象物をみることで言語を学習できることから言語学習との関連，相手の心的状態の推測と関係することから心の理論(社会的認知)との関連が指摘されている．チェックするには，おもちゃを差し出したり，握手しようとしてみればよい．

　生後9か月では，保護者が手やおもちゃを差し出すと，手やおもちゃをみたり，手を出したり受け取ったりするが，長続きせず，周りに興味を示すことはない．保護者の指示に従うのは難しい．三項関係(保護者，自分，おもちゃ)を利用している時間は少ないが，この時期にはじめて認められる．

　生後12か月になると，周りへの興味が増し，保護者の指示に従うことも時に認められる．呼びかけられると，反応して話すこともある．すなわち，三項関係を示す時間が増える．

　生後15か月になると，保護者が手やおもちゃを差し出すと，すぐに反応して，握手をしたり，おもちゃを受け取ったりする．しかし，保護者の目をみる行動には至らない．

　この時期には，社会的参照も盛んに行われるようになる．ふたりの大人の間で行動したり，保護者の行っている行動をまねることを喜んだりすることが増える．

　生後18か月になると，保護者が手やおもちゃを差し出すと，すぐに反応して行動した直後に，保護者に視線を向けて，指示を待ったり，コミュニケーションを楽しんだりするようになる．すなわち，三項関係を高度に活用できるようになるのだ．

3　自閉スペクトラム症と共同注意

　共同注意が高度に障害される神経発達症として，自閉スペクトラム症があげられる[2]．0歳児の課題であるアタッチメントの形成が行われない場合にも，対人関係の問題が生じるため，共同注意の習得が遅れる[3]．18か月で，secure attachment(安定したアタッチメント)では，全員が共同注意を習得できていたが，disorganized/disoriented attachment(乱れた/志向性がないアタッチメント)では，76%にとどまった．これに対して，自閉スペクトラム症では，より大きな困難をかかえており[4]，叙述的共同注意(自分が他者にみてもらいたいものを他者に伝えようとする叙述の指さし)がみられなかったりする．自閉スペクトラム症では，命令的共同注意(自分がほしい物を他者に伝えようとする指さしなど)にも困難さをかかえており，その代表例がクレーン現象だが，アタッチメントの習得や言語発達の遅れによっても起こり得る．

---

[2] Rocha ML, et al. Effectiveness of Training Parents to Teach Joint Attention in Children With Autism. J Early Interv 2007; 29: 154-172
[3] Claussen AH, et al. Joint attention and disorganized attachment status in infants at risk. Dev Psychopathol 2002; 14: 279-291
[4] Curcio F. Sensorimotor functioning and communication in mute autistic children. J Autism Child schizophr 1978; 8: 281-292

COLUMN 5	心理発達研究における共同注意（広義の共同注意）

Tomasselo[5] らによれば，乳児の他者理解に重きをおいて，検討している.
①感情と行動の共有の段階(生後 3 か月頃)
　乳児は他者を生物的主体として理解し，他者と 1 対 1 で二項関係的に感情や行動を共有する.
②目標と知覚の共有の段階(生後 9 か月頃)
　乳児は他者を目標志向的な主体として理解し，目標や知覚を共有し，他者と目標物と自分という三者の関係を含んだ三項関係的にかかわる.
③意図と注意の共有の段階(生後 14 か月頃)
　乳児は他者を意図的な主体として理解し，意図や注意を共有し，他者と協力的にかかわる.
　Baron-Cohen[6] は，こころを読むシステム(他者理解)を形成する発達段階の 1 つとして共同注意を取り上げている. 共同注意には他者の意図と視線検出が必要で，共同注意が可能となり，こころの理論(他者理解)が達成されると考えている.
①視線と意図の検出の段階(生後すぐから生後 9 か月頃)：他者の視線と意図を検出し，二項関係を築く.
②共同注意の段階(生後 9 か月から生後 18 か月頃)：他者との注意の共有が可能になり，三項関係を築く.
③こころの理論の段階(生後 18 か月から生後 48 か月頃)：自分自身や他者の考えが理解できる.

---

[5] Tomasello M, et al. Understanding and sharing intentions: the origins of cultural cognition. Behav Brain Sci 2005; 28: 675-735
[6] Baron-Cohen S. Mindblindness: An Essay on Autism and Theory of Mind. MA: MIT Press, Cambridge, 1995

CASE 4

ネグレクトによる運動・精神発達の遅れ（3 か月，女児）

　兄がネグレクトによって，要保護児童対策協議会対象児となっている. 兄は自閉スペクトラム症様の行動異常があったが，保育所入所後にキャッチアップし，行動異常も消失しつつある.

　本児は，乳幼児健診にて目が合わないことや表情の乏しさに気がつかれ，子育て支援センターに来所した.

　保護者は子どもをうまく抱っこできず，抱っこひもの中に荷物を入れるようにしていた. 保護者が子どもに目を合わせることはない. 首がまだ十分に座っていないのに，支えることもしない. まさに，Bowlby がいう "deprivation of maternal care"（母性的養育の剥奪）にあった.

　保育所への通所が開始された時点(生後 4 か月)での遠城寺式乳幼児分析的発達検査法では，移動運動 2 か月，手の運動 2 か月，基本的習慣 1 か月，対人関係 0 か月，発語 1 か月，言語理解 0 か月と心身ともに発達の遅れを認めた. 保育所での養育により，次第にキャッチアップし，1 歳 0 か月時には，移動運動 11 か月，手の運動 10 か月，基本的習慣 12 か月，対人関係 10 か月，発語 11 か月，言語理解 11 か月と正常範囲内となった. 最終診断は，アタッチメント症：選択的なアタッチメント対象がない(→ Unit 3-3)，である.

注釈：同様の事例が拙著『保育士・幼稚園教諭・支援者のための 乳幼児の発達からみる保育 "気づき" ポイント 44』p.14, 16 にあり.

Unit 2-3　アタッチメント形成と共同注意——共同注意の遅れは要注意　41

Unit 2　定型発達の心理発達課題

Unit 2-4　1歳児の課題「しつけの基本」
——「イヤイヤ期」到来を喜ぼう

1　1歳児の課題「しつけの基本」とその成果

　遠城寺式乳幼児分析的発達検査法の対人関係の項目をみると，1歳0か月で90%の子どもが可能なこととして「父や母の後追いをする」，1歳2か月で「ほめられると同じ動作を繰り返す」，1歳4か月で「簡単な手伝いをする」，1歳6か月で「困難なことに出会うと助けを求める」ようになる．

　言語理解でも，1歳2か月で「おいで，ちょうだい，ねんね」のすべての要求を理解し，1歳4か月で簡単な命令を実行できるようになる．

　これらは，アタッチメント—人を無条件に信用する能力を，アタッチメント対象（母親）に対して獲得した結果といえる．よって，アタッチメント対象のいうことを聞けるようになるのだ．1歳児の課題である「しつけの基本」とは，信頼している大人にいわれたら従うこと，といえる．少し乱暴ないい方をすれば，信頼している大人にいわれたらあきらめて行動することといってもよいだろう．心理発達には順序がある（→ Unit 1-1）ことから，アタッチメント対象を獲得できなければ，この課題を習得するのは困難である．

　1歳児の課題「しつけの基本」の習得にあたって保護者が困るのは「イヤイヤ期」である．「イヤイヤ期」は1歳半頃にはじまり，3〜6か月続く．

2　1歳半頃の「イヤイヤ期」とアタッチメント

　子どもの心理発達は大人と異なり，身体発達や認知発達に影響される．1歳半の「イヤイヤ期」は，言語の習得過程によって起こる現象といえる．

　教育目標分類学によって示されるように，認知発達は，暗記・模倣（想起）に始まり，内容理解（解釈），応用（問題解決）へと進む（→ 📖『発達障害の臨床』Unit 1-9）．

　遠城寺式乳幼児分析的発達検査法によれば，3語いえるのは1歳4か月である．その後急激にことばが増えていくが，「いや」を習得するのが，1歳半ぐらいからになる．教育目標分類学が示すように，最初は暗記・模倣であり，内容を理解できていない．「いや（ジェスチャーを含む）」が「否定・拒否」であるということを，子どもが理解できていないのだ．

　ところが，周囲の大人は，子どもに「いや」といわれれば，「否定・拒否」の意味と解釈して，反応するだろう．バナナをあげて「いや」といわれれば，りんごをあげ，また「いや」といわれれば，みかんを差し出すことだろう．子どもは「否定・拒否」の意味を理解していないので，さらに「いやいや」を続けたあげく，泣き出したり，最初にあげたバナナを

42　Unit 2　定形発達の心理発達課題

選んだりすることだろう．周囲の大人が混乱するのは無理もない．このことを，筆者は「イヤイヤ期」とよんでいる．

0歳児の課題であるアタッチメントを習得した子どもにとって，母親にかかわってもらえることは，喜びであるのはいうまでもない．すなわち，「イヤイヤ期」の子どもは，「いや」といえば，たくさんかまってもらえると誤解しているのだ．

これは，ペアレントトレーニングの原則(→ Unit 2-6)から考えると，減らしたい行動に相手をしていることになるので，「いや」といえば，相手をしてもらえることを学習していることになる．

0歳児の課題であるアタッチメントを習得できていない子どもにとっては，「イヤイヤ期」は混乱の時期でもある．anxious-avoidant insecure attachment(不安で逃避的な，不安定なアタッチメント)では，「イヤイヤ期」は来ないかもしれない．子どもが母親に期待していないからだ．逆に，anxious-ambivalent insecure attachment(不安で相反する，不安定なアタッチメント)では，「イヤイヤ期」はよりいっそう強いことだろう．いずれにせよ，「イヤイヤ期」に母親がよい行動に反応してくれれば，子どもは，アタッチメントを遅れて学習できるかもしれない．

3 1歳半頃の「イヤイヤ期」への対応

0歳児の課題であるアタッチメントを習得した子どもだからこそ，「イヤイヤ期」が出現する．保護者は困惑しているが，喜ぶべきことだと伝える必要がある．

子どものアタッチメントが，どのような状態にあるかは，保護者と子どもの遊びをみていれば，よくわかる．詳しくは Unit 2-2 の「3. アタッチメントのパターンと子どもの行動」を参照されたい．

secure attachment(安定したアタッチメント)の場合は，子どもが「いや」と表現しても，「はい」と返事をしたと考えて行動してよい．なぜなら，secure attachment の子どもでは，社会的参照(自分の行動に対する評価を大人の表情などをみて参考にする)を習得できているので，自分の行動の是非を保護者の表情で判断できるからだ．

anxious-avoidant insecure attachment(不安で逃避的な，不安定なアタッチメント)では，子どもは保護者にかまってもらえることを期待していないので，保護者からの相談はあまりない．

anxious-ambivalent insecure attachment(不安で相反する，不安定なアタッチメント)や disorganized/disoriented attachment(乱れた/志向性がないアタッチメント)の場合は，「からだを使った遊び」のプリント(→ Unit 2-5)を，対策として保護者に渡すとよい．1日15分程度がんばるようにお願いしている．保護者が真面目に取り組んでくれると，数か月の経過で，secure attachment へと移行するので，そこで先の対処法を教えるとよい．

Unit 2-4　1歳児の課題「しつけの基本」──「イヤイヤ期」到来を喜ぼう　43

Unit 2　定型発達の心理発達課題

Unit 2-5 0・1歳児の課題と「からだを使った遊び」
—"からだ"と"こころ"が"ことば"を育てる

Unit 1-2でも示したように，子どもでは身体発達と心理発達に大きな関係がある．身体発達が著しい乳幼児期には，その影響が最も大きい．

1　中川信子氏の「ことばを育てる語りかけ育児（アローウィン）」に学ぶ

中川信子氏は，日本で最初に子どもの言語訓練に取り組んだ言語聴覚士で，この方を知らない保健師はいないといえるほど有名な方だ．彼女の主張は，以下の3つに代表される．

> ① **ことばの前に"こころ"あり**
> ことばはこころとこころを通い合わせるための手段である．よって，気持ちと気持ちの通い合いがたくさんあって，ことばにつながる．
> 気持ちと気持ちの通い合いの基本は，「目が合う」「同じ視線を向ける」である．子どもが伝えてくる気持ちを大人が上手に返すと，気持ちの伝え合いが育ち，いえることばにつながる．
>
> ② **"安心感"がことばを育てる**
> 大人が上手に子どもの気持ちを読み取って，反応することが大切．このことによって，子どもが"自分の気持ちをわかってくれる"と感じることが，"安心感"につながる．"安心感"があるからこそ，お母さんから離れて冒険でき，見聞きして学べる．
>
> ③ **"ことば"は鏡餅のみかん**
> "からだ""こころ"を育てないと，"ことば"は育たない．
>
> 注意：語りかけは静かな場所で
> 乳幼児は，いろいろな音（たとえばTVの音）があるなかで話しかけられても，呼びかけられた声だけに注意を向けられない．よって，語りかけるときはTVなどをつけず，お母さんの声だけが聞こえる状況にするのがとても大切．

中川氏のことばを本書の形で示すと，"こころ"は，0歳児の課題であるアタッチメント（→ Unit 2-2）であり，"安心感"とは安全基地（→ Unit 2-2，2-3）である．

44　Unit 2　定型発達の心理発達課題

2 "ことば"は鏡餅のみかん（図1）

神経心理の立場で，中川氏の「"ことば"は鏡餅のみかん」を考える．"からだ"は運動発達である．ある程度の運動発達がないと，保護者と共通の体験をもてない．個人的な経験では，下記のCASE 5に示したように，手の自由がきいて，お座りできることが，言語発達面の最低限の条件であると感じている．

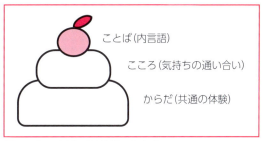

図1　"ことば"は鏡餅のみかん

"こころ"とは，共通の体験を経験しているときの非言語を含めた感情面のやりとりである．

「"からだ""こころ"を育てないと，"ことば"は育たない」という中川氏の教えは，共通の体験があって，そのときに非言語を含めた感情面のやりとりがあると，はじめてコミュニケーションが可能になるという意味だと解釈できる．ここでいうコミュニケーションは，内言語（こころのなかのことば）である．内言語の例としては，本人がことばとして使えなくても，いわれれば行動できることばである．海外旅行で，ことばが通じなくても，ジェスチャーで買い物が可能なのは，双方に"買い物"という内言語が存在するからである．

中川氏の教えを神経心理学的に解釈しなおして考えると，映像メディアの問題（→ Unit 3-4）がある子どもで言語発達が遅れるのは当然といえる．映像メディアでは，共通の体験も，感情面のやりとりも存在しないからだ．

中川氏による"からだを使った遊び"のプリントから，筆者が好ましいと判断した内容を図2に示す．

CASE 5

痙性両麻痺（軽度），言語発達遅滞（11か月，女児）

主訴：お座りができない

乳幼児健診にて，お座りができないことを指摘されて来院．神経学的には下肢の動きの分離が悪く，腱反射も明らかに亢進していることから，軽度の両麻痺と診断できた．

家庭内で良肢位で抱っこすることから始めたところ，次第にお座りをいやがらなくなり，バランスをとる練習などをして，1歳2か月には，手の自由があるお座りが可能となった．この時点では有意語がなく，言語発達遅滞といえた．

手の自由がきくようになったので，手遊びなど"人と遊ぶ"ことを訓練に入れたところ，これまでいやがっていた立位訓練も手遊びをしながらがんばれるようになった．1歳4か月でつかまり立ちを支えられればできるようになり，1歳6か月には，立位保持が可能となった．ここで，中川氏の「からだを使った遊び」を訓練内容にとりいれた．言語発達では，1歳6か月で「ママ」の万能文を使えるようになり，1歳9か月では，パパ，ワンワン，ニャー（イヌ，ネコともに飼っている），じいじ，ばあばなど急激に言語発達を認め，簡単な命令（○○をもってきて，ごみぽい）も理解して行動できるようになった．

以上の経過は，乳幼児において，運動発達が精神発達に大きな影響を与えていた好例といえよう．

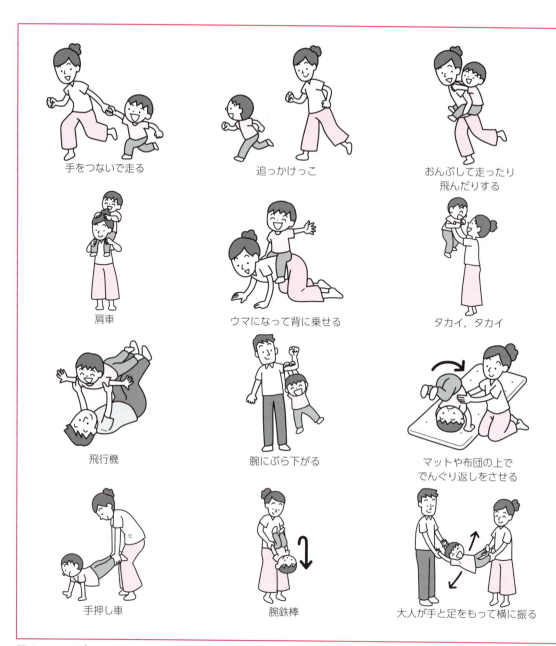

図2 "ことば"を育てる"からだ"を使った遊び：1日15分がんばりましょう
〔つくも幼児教室，編.「自閉」をひらく―母子関係の発達障害と感覚統合訓練. 風媒社，1980をもとに作成〕

3 「からだを使った遊び」の重要性

　ここまで説明すると，中川氏の「からだを使った遊び」が言語発達はもちろん，0歳児の課題（アタッチメント形成）にも重要な役割をはたしていることがわかるだろう．乳幼児も母親も，人(乳幼児は母親と，母親は乳幼児と)で遊ぶことを学習できるからである．
　「イヤイヤ期」に母親が困らないようにするための予防として，「イヤイヤ期」がくる前に，たっぷり遊んであげることが重要である．乳幼児に，母親といると楽しいことが起こる

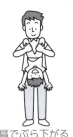
肩でぶら下がる

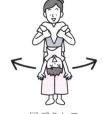
足ぶらんこ

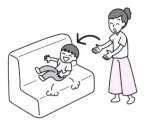
マットレスやソファー，トランポリンの上に投げ出す

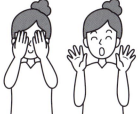
いない・いない・ばぁ

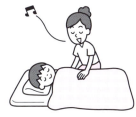
子守歌などを歌って聞かせる

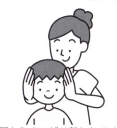
耳をふさいだり離したりする

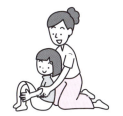
子ども自身の手で，からだをなでたり，こすったりさせる

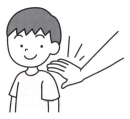
リズミカルにやさしく肩や脚を叩く

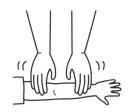
からだのあちこちをもむ

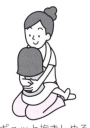
ギュッと抱きしめる

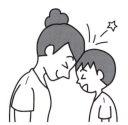
おでことおでこで，ゴッツン

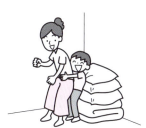
おしくらまんじゅう

ことをたくさん経験させておくことによって，secure attachment（安定したアタッチメント）を強化しておくことともいえる．

　気をつけるべきは，「おもちゃで遊ぶ/遊ばせる」ではなくて，「人と遊ぶ」ことだ．三項関係が進んで，人とおもちゃの両方に同時に気を配れるようになるのは1歳半である（→ Unit 2-3）．「イヤイヤ期」が始まるのが1歳半頃であることを考えると，「おもちゃで遊ぶ/遊ばせる」ことによって，secure attachment（安定したアタッチメント）を強化するのは難しい．大人が，子どもの気持ちを上手に受けとって，返してあげることが大切なのだ．

Unit 2-6

2歳児の課題「同世代とのかかわり」
——よい習慣を身につける絶好のタイミング

Unit 2　定型発達の心理発達課題

1　1歳児の課題の成果と2歳児の課題「同世代とのかかわり」

　1歳児の課題「しつけの基本」を習得できると，子どもはまだ，3歳児の課題「自我の目覚め」（→ Unit 2-7）を迎えていないので，保護者に教えられたことを無批判に受け入れていく．逆にいうと，よいことも悪いことも無批判に受け入れていくので，その意味で要注意である．まさに，心理発達課題を誤習得すると，行動が悪化するよい例といえる．

　「三つ子の魂百まで（小さいときに得たものは年をとっても変わらない）」といわれるのは，まさにこの時期である．英語でも，"Best to bend while it is a twig"（小枝のうちに曲げるのが一番よい）と，似たような表現があり興味深い．神経発達症群の臨床では，この時期がくると"しつけどき"で，"すりこめる"と保護者に説明し，よい習慣をつける（悪いことを習慣づけない）努力を惜しまないことをお願いしている．

　さて，2歳の時期は心理学者による心理発達課題の提案は，あまりはっきりしない．しかし，筆者の見立てでは，2歳台は対人関係が広がる時期である．大人から同世代（子ども）へと興味関心が広がる時期である．遠城寺式乳幼児分析的発達検査法をみても，1歳9か月で「友だちと手をつなぐ」，2歳0か月で「親から離れて遊ぶ」，2歳6か月で「友だちとケンカをするといいつけにくる」，2歳9か月で「年下の子どもの世話をやきたがる」，そして，3歳0か月で「ままごと役を演じることができる」とある．Unit 2-2 ～ 2-5 をみれば，0歳児が母親（安全基地）との関係性，1歳児が家族との関係性の発達とまとめ得るのに対し，だいぶ様相が異なることがわかるだろう．ちなみに，Erikson は，0歳児が maternal person（＝母親），1 ～ 3歳児が parental persons（＝両親など）を最も関係する人として示しており，同年代への記載に乏しい[1]．

　2歳児の課題は，同世代の子どもへの興味が増し，仲よく遊べることである．もちろん，ケンカをすることもあるが，大人の仲介で仲直りできる．この課題に失敗している子どもは，大人のかかわりがないと仲よく遊べなかったり，周りがいやがることばかりしたりする．なお，兄弟姉妹に関しては，この課題と関係がないようにみえることがある．たとえば，この課題を習得した兄・姉と，まだこの課題を習得できていない弟・妹の場合は，弟・妹がこの課題を習得できていないために，ケンカが絶えない．"仲よくケンカしな"の状態が当たり前だ．

---

[1] Erikson EH, et al. The Life Cycle Completed, Extended Version. W.W. Norton & Company, New York London, 1978

2 ペアレントトレーニングの原則を活用する

　ペアレントトレーニングは，応用行動分析学を利用した対処法であり，子どもの行動を3つに分類して次のように対応する．

① 増やしたい行動　　　→　　　相手をする，ほめる
② 減らしたい行動　　　→　　　相手をしない(無視)
③ 絶対許せない行動　　→　　　すぐに止める

　次ページのマンガ(図1)でもわかるように，減らしたい行動に対して，すぐ指導したくなるが，これをやると幼い子どもは，相手をしてもらえる/注目してもらえるので，その状況を楽しんでしまう．結果として，減らしたい行動をすれば，たくさん相手をしてもらえるという誤解が生じる．この誤解を解くには，増やしたい行動をすれば，相手をしてもらえる/注目してもらえることを習得させればよい．すなわち，ペアレントトレーニングとは，増やしたい行動に，確実に相手をする/注目するように保護者・支援者をきたえることといってよい．次ページのマンガは簡易バージョンであるが，保護者・支援者への第一歩の支援として利用できる．ペアレントトレーニング技法の詳細については，拙著『マンガでわかる魔法のほめ方　PT(ペアレントトレーニング)』(小学館，2014)を参照されたい．

　アタッチメントに問題をかかえている場合に，ペアレントトレーニングの原則がどのように働くかを考えると，恐ろしいことがわかる．「相手をしてもらえる」ことが子どもにとっての喜びであってこそ，ペアレントトレーニングの原則は効果が期待できる．すなわち，不安定なアタッチメントでは，ペアレントトレーニングの効果は半減するのだ．

COLUMN 6 「自我の目覚め」直前の言語発達

　二語文が主体で三語文を使い始める時期では，やりとりは断片的で，双方向性のコミュニケーションが行われたり，行われなかったりする．二語文主体の時期に認められる反響言語(オウム返し)は減少するが，まだまだ認められる．ひとりで勝手に話していることも少なからず認められ，保護者が意味を理解できないことも認められる．これは，「自我の目覚め」がきていないため，自分と他人の区別がまだ不十分であることに起因した行動である．心配性の保護者は上記の行動を自閉スペクトラム症にみられる反響言語や遅延性エコラリアと勘違いすることもよくある．

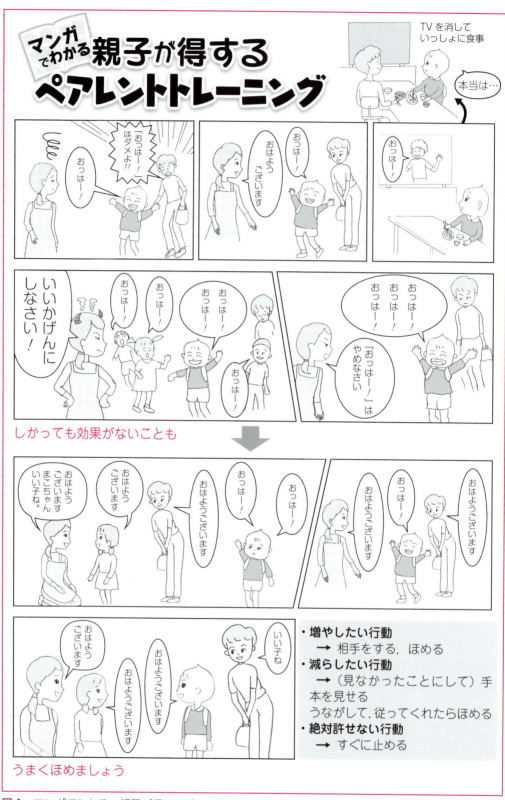

図1　マンガでわかる　親子が得するペアレントトレーニング
©2020 横山浩之 診断と治療社

Unit 2　定型発達の心理発達課題

Unit 2-7

3歳児の課題「自我の目覚め」
——ことばで叱らず表情で叱る．増やしたい行動にきちんと相手をする

1　3歳児の課題「自我の目覚め」

　定型発達では3歳3か月〜3歳半頃に，「自分は他人とは違う存在である」ことを意識し始める．よって，自分で行動することに意義を感じ始める．Piagetがいう自己中心性（自分と他人を区別できないこと）が明確に消え始める時期といい換えられる．

　たとえば，女の子であれば，自分で着る服を選びたいとか，自分で着たいといった具合だ．一見，たいへん好ましいことのように思えるが，実際には，保護者にとっては迷惑であったり，面倒であったりする．先の例でいえば，「自我の目覚め」以前であれば，保護者が適切に服を選んで着せておくことが容易だったのだ．「自我の目覚め」がくると，子どもは，（保護者からみると不適切な）服を着たいとか，（自分で着られもしないのに）着せられるのではなく自分で着たいといった自己主張が始まり，うまくいかないとかんしゃくを起こすのだ．

　また，「自我の目覚め」の頃は，言語発達面でも大きな変貌を遂げる時期である．具体的にはカテゴリーの理解が急激に進み，性質を表すことばを使いこなせるようになる．カテゴリーの理解とは，自分の家の自家用車も，バスもタクシーもトラックも「くるま」ということばで表現できるようになる．また，「大きい」「小さい」に加えて，色も理解できるようになる．よって，保護者からみると，やりとりがつながるようになり，意思疎通が進んだように感じる時期でもある．

2　「自我の目覚め」の時期には「減らしたい行動」と「絶対許せない行動」が急激に増える

　先に示したように，「自我の目覚め」がくると，「三つ子の魂百まで」の「すりこめる」時期（→ Unit 2-6）が終わりを告げるので，保護者からみると，反抗しているようにみえることだろう．

　実際には，自分と他人の違いがわかるようになって，自己主張を始めただけだが，自己主張の練習をしている時期なので，どのように自己主張をしたらよいのかがわからないのだ．よって，何がよい自己主張で，何がわがまま（悪い自己主張）なのかを教える必要がある．対策はペアレントトレーニング技法（→ Unit 2-6）で十分である．

① 増やしたい行動　　→　　相手をする，ほめる
② 減らしたい行動　　→　　相手をしない(無視)
③ 絶対許せない行動　→　　すぐに止める

　最も大切なのは，増やしたい行動に対してきちんと相手をすることである．決して，減らしたい行動を無視することが大切なのではない．拙著『マンガでわかる魔法のほめ方PT(ペアレントトレーニング)』のp.110～137にあるように，上手にほめる(相手をする)ができなければ，無視は効果がない．

　Unit 2-6のマンガにも示したように，減らしたい行動をみなかったことにして(無視)，手本をみせて教えればなおよい．

　なお，「自我の目覚め」の時期は絶対許せない行動をとることも多い．ペアレントトレーニング技法はほめてしつける技法であるが，絶対許せない行動は「すぐに止める」を忘れてはならない．ペアレントトレーニング技法では「ほめる」ことの大切さを伝え続けることもあってか，叱ってはならないと誤解されることもある．ペアレントトレーニング技法の権威者であるWhitham Cの著書には，『読んで学べるADHDのペアレントトレーニング』もあれば，『きっぱりNO！でやさしい子育て』もある．「自我の目覚め」の時期に上手く叱るには，「表情で叱る」ことがあげられる．ことばで叱るのではない．なぜなら，この時期には，性質を示すことばをやっと使い始めた時期であり，本人自身も意味がわかっていないことも多い．それに対して，「表情で叱る」は感情のやりとりなので，生後7か月で90％の子どもが理解できる(図1)．

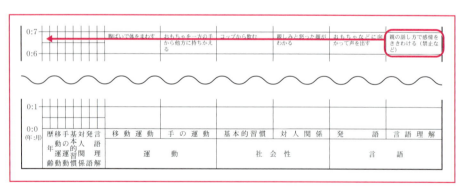

図1　親の話し方で感情を聞き分ける(禁止など)

〔遠城寺宗徳．遠城寺式乳幼児分析的発達検査法　九州大学小児科改訂新装版．慶應義塾大学出版会，2009をもとに作成〕

Unit 2-8

4歳児の課題「ルールを理解して行動する」
——学童期に生じる問題に備える

1 4歳児の課題「ルールを理解して行動する」は，3歳児の課題「自我の目覚め」を習得した成果

前項(→ Unit 2-7)で解説したように，自我の目覚めが終わると，自分と他人は異なる意見をもつことを子どもが理解する．そして，簡単なルールを理解して行動することで，楽しい結果を生むことを体験できるようになる．

たとえば，じゃんけんの勝ち負けがわかる(遠城寺式乳幼児分析的発達検査法によれば，4歳4か月で90%の子どもが可能となる)ようになるし，じゃんけんの結果に従って鬼ごっこを楽しめるようになる．

この変化は，保育所・幼稚園では，遊び方の進歩としてとらえられる．3歳児クラスの遊びは，集団で遊んでいても，同じ場所でひとり遊びをしている形である．たとえば，一人ひとり積み木遊びをしているだけで，集団としての遊びには発展しない(並行遊び)．これが4歳児クラスになると，集団としての遊びに発展する(協同遊び)．このことを保育にどう活かすかは拙著『乳幼児の発達からみる保育"気づき"ポイント44』Lesson 31 ～ 33(p.76 ～ 83)を参照されたい．

家庭を中心に考えると，1歳半の「イヤイヤ期」を乗り越えたあとのしつけどき(→ Unit 2-6)と同様に，ルールを教え込む好機といえる．絵本の読み聞かせでは，楽しみ主体の物語だけではなく，日本昔ばなしやイソップ物語といった教訓を含む物語を読み聞かせておく好機である．拙著の『マンガでわかるおうちのルール』(→ 📖『発達障害の臨床』Unit 3-6 図1，2)や，児童精神科医の石井玲子氏が頒布している『えがおでおぼえるせいかつカルタ』(→ 📖『発達障害の臨床』Unit 4-4 COLUMN 2 参照)を利用するのもよいだろう．

この時期に「ルールを理解して行動する」ことを習得できなかった場合に，様々な大きな問題を生じるのは，学童期(小学校入学後)に入ってからである．後に述べるギャングエイジ時代(→ Unit 2-10)に適応できなくなるからだ．

2 4歳児クラスの運動発達

4歳児クラスのうちに，子どもの運動能力の発達は，単なる粗大運動から，協調運動や微細運動へと変化してくる．たとえば，4歳児クラスの終わり(おおむね5歳の誕生日頃)には，縄跳びが可能となる．また，テーブルを拭いたり，おしぼりを絞ったりといった協調運動も可能になる．このことは，子どもの行動能力に大きな影響を与える．急激な発達が見込

まれるからである．逆にいうと，この時期になると，発達性協調運動症の症状が明確になってくる．

　協調運動や微細運動の発達を理解すると，保育所・幼稚園でのお手伝い内容が学年進行によって大きく変化してくるのが，わかることだろう．詳しくは拙著『乳幼児の発達からみる保育"気づき"ポイント44』Lesson 33を参照されたい．

CASE 6

映像メディアの問題による登園しぶり（年中の4歳，男児）

　年少の秋頃から，幼稚園に行くのがいやと朝にだだをこねることが増えた．登園してしまうと楽しそうに遊んでおり，どうして朝に登園をいやがるのか不思議であったという．冬頃から，保護者のいうことに一層反発することが増え，もともと遅寝の傾向があったが，午後10時を過ぎても遊んでいたがることが増えた．当然ながら朝に起きられず，遅刻して登園することが増えた．

　年中に上がり，さらに状況が悪化し，就寝が深夜を過ぎることも増え，登園困難となって来院した．

　診察室では筆者の問いかけに答えず，そっぽを向いて反抗する様子が認められた．保護者に聞くと，最近，自分の意に沿わないことがあると，こういう態度をとることが増えて困っているとのこと．家庭内では，iPadやYouTubeの視聴をせがみ，早寝させようとすると金切り声を上げて，保護者をはたいたり，外に逃げ出そうとするという．映像メディアの曝露時間は1日10時間近い．

　保護者には，登園困難をはじめとした各種の症状が神経発達症群では説明がつかないこと—たとえば，注意欠如多動症の衝動性は，本人が困っている（→ 📖 『発達障害の臨床』Unit 2-7）—を話し，睡眠の問題や映像メディアの過剰曝露で起こり得ることを説明した．そのうえで，Unit 4-5に示した①映像メディアの完全除去，②からだを使った遊び，③睡眠障害の非薬物療法と睡眠票の記録をお願いし，1か月後の再来を予約した．

　保護者によれば，映像メディアの完全除去による興奮は数日で収まり，1週間ほどでかんしゃくが減少してきた．1か月後の再来時には，幼稚園への登園しぶりは残存していたが，保護者のいうことを守れるようになってきた．このときの保護者の困りごとは，赤ちゃん返りであった．やたら甘えてくるのだという．治療的退行であり，ちょっとの間，たっぷり甘えさせることが大切と説明したうえで，いずれ「イヤイヤ期」（→ Unit 2-4）がくることを予告した．

　初診から3か月後には，幼稚園の登園しぶりも消失していたが，担任に甘えて，同じクラスの友だちとはうまく遊べないことが問題となっていた．保護者には，心理発達課題のやり直しを行っていることを説明し，担任が仲介して遊べればよい旨を説明した．最終診断はアタッチメント症：安全基地の歪み（→ Unit 3-3）である．

COLUMN 7　治療的退行とは

　治療的退行とは，心理的な諸問題を抱えた子どもに適切な心理教育がなされたあとに，赤ちゃん返りのような幼い行動を取ることをいう．

　心理的な諸問題を抱えているとは，何らかの心理発達課題を誤習得してしまった状況であり，それに対して適切な心理教育がなされると，誤習得してしまった課題の再履修が起こる．これが治療的退行である．治療的退行に対する対応は，現在の対応の継続で十分である．保護者には，よい徴候だと伝えておき，現在の対応の定着が課題だと伝えるとよい．

54　Unit 2　定型発達の心理発達課題

Unit 2-9

5歳児の課題「一次反抗期」
——「ルールを理解して行動する」からこそ生じる

1 「ルールを理解して行動する」からこそ，5歳児の課題「一次反抗期」を生じる

　「ルールを理解して行動する」ことを覚えると，周りの大人の行動からルールを抽出することを覚える．われわれは電話をかけているときに子どもに呼びかけられれば，「電話かけてるから，ちょっと待って」と話すことがよくある．このことばがけから，子どもは「何かしていることがあれば，待ってといえる」というルールを抽出すると，それを使ってみようとする．これが一次反抗期である．

> 保護者　「ごはんよ～」
> 子ども　「遊んでるから，ちょっと待って」

　このように，大人からみると反抗しているようにみえる．もちろん，一次反抗期の子どもは，周囲に反抗しようとしているわけではない．反抗という文字は使われているが，一次反抗期と反抗挑発症（反抗挑戦性障害）とは全く異なる現象である．

　ところで，一次反抗期は，言語発達からも説明できるように思える．3歳児では助詞（「てにをは」など）を使いこなせないが，4歳児のうちに使い始められ，最もシンプルな主語と述語が一組だけでできている文（単文）としては完成の域に達する．単文の次に学習するのが接続詞を用いて単文をつなげた文章（重文）であり，一次反抗期は接続詞「だから」の使い方を試行錯誤している時期といえる．

　一次反抗期は心理発達の一段階であり，上述の状況を理解すれば対策が立てられる．子どもはルールを誤用したり，「だから」の使い方を試行錯誤したりしているのだから，正しい使い方を教えることが対策である．

　よくある失敗は，説得にかかることだ．先の例でいうと，「冷めちゃうとおいしくなくなるから，早く食べようよ」のように説得にかかると，たいがいいい返される．時には，「冷めたら，レンジでチンすればいいでしょ」のように正しい対処法を返されたりすると，大人のほうが「いい加減にしなさい！」と怒ってしまうのが関の山だ．この場合，子どもは，「遊んでいるときには，ちょっと待って」が好ましくないことを学習できるチャンスを失うことになる．

保護者	「ごはんよ～」
子ども	「遊んでるから，ちょっと待って」
保護者	「(にっこり笑いながら) いい子はすぐごはんだよね～」
保護者	「○○ちゃん，いい子だもんね～」

　このように対処すると，子どもが何が好ましいかを学習できるうえに，ほめてもらえるチャンスを作り出すことができる．このように対処すると，全般的知的水準が正常な子どもでは，3か月程度で一次反抗期が終了する．

2　一次反抗期を乗り越えると，簡単な趣旨説明を理解できる

　一次反抗期を乗り越えると，先に述べたように単純な理由付けをかろうじて理解できるようになる．よって，趣旨説明すると理解することが可能となる．Piaget のいう**具体的操作期**への移行が始まったといい換えてもよい．

　具体的操作期とは，具体物であればある程度の推論を行う能力を獲得する時期をいう．ただし，推論できるのは，あくまで具体物や事実に限られている．たとえば，目の前の事実から推論することができるようになり，体験に基づいて論理的に捉えたり，簡単な因果関係を導くこともできるようになる．

　しかしながら，「もし～～したら，……になるから，こうしたほうがよい」といった仮定に基づく推論は，具体的操作期にはまだできない．

COLUMN 8　一次反抗期という用語

　日本では，一次反抗期 / 二次反抗期ということばをよく目にする．一次反抗期は幼児期，二次反抗期は思春期の反抗を意味している．本書では，簡単な理屈の練習をする時期を「一次反抗期」と表現しているが，一次反抗期はあいまいな用語で，「イヤイヤ期」(→ Unit 2-4) や「自我の目覚め」(→ Unit 2-7) を一次反抗期として取り扱っている書籍もある．

　海外文献では二次反抗期に相当する teenage rebellion/adolescent rebellion という用語はよく目にするし，英語版の Wikipedia にも項目があるし PubMed でも文献がひける．一方，一次反抗期に相当する用語は筆者が探した限りではみつけられなかった．

Unit 2-10

8歳児の課題「ギャングエイジ」
──集団の意見と個人の意見に折り合いをつける

1 8歳児の課題「ギャングエイジ」は，集団のなかでの行動を模索する時期

「ギャングエイジ」は，日本の教育心理学の用語だ．海外の心理学の教科書には，ギャングエイジに相当する時期はない．たとえば，Harris M, Westermann G による "A Student's Guide to Developmental Psychology" には，本書で説明するギャングエイジに関する記載はない．その代わりに Unit 2-11 にて説明する認知発達の変化について述べられている．

「ギャングエイジ」は，周りと同じであることに価値を感じる日本独自の国民性によって生じる課題と思われる．集団の意見と個人の意見との折り合いを探る時期ともいえる．

さて，ギャングエイジになると，仲良しグループ優先で行動するため，様々なもめごとが起きる．

- 仲良しグループの掟（おきて）に従って，悪いことでもしてしまう．
- 大人のいるところといないところで，言動をガラッと変える．
- 自分の都合のよいことしかいわない．
- 周りと比較して，自分の主張を通す．
  （どうして自分の家では，○○をさせてもらえないのか？）

逆にいうと，この時期にもめごとを全くかかえていないとすれば，グループに所属できておらず，孤立していることを意味する場合がある．

保護者にせよ学級担任にせよ，「ギャングエイジ」を意識して行動しないと，よかれと思った行動が子どもを傷つけてしまう場合がある．

クラスに支援を要する子どもがいる場合に，担任が学級経営を意識せずに個別支援をすると，周りからみるとえこひいきにみえる（図1）．こうした場合，子どもたちは陰で支援を要する子どもを仲間はずれにしたり，いじめたりすることだろう．正しくは，同じ個別支援を必要とする子どもを探し出して，同じことで，みんな同じように指導することが求められる．

保護者が子どものいじめを誘発してしまう例については，『発達障害の臨床』Unit 4-5 に掲載した．同様なことは心理関係者にもいえる．子どもは自分の都合のよいことしかいわないことを理解していないと，実際には面倒なことをさぼっているだけなのに，心理カウンセラーが子どものいい訳を真に受けて，様々な支援をしてあげたり，周囲に働きかけたりすることもある．当然ながら，子どもはさぼることで支援が受けられるという誤学習が起こり，行動異常が悪化する．ギャングエイジを意識して，多方面から情報収集したうえで，支援方針を考える必要がある．

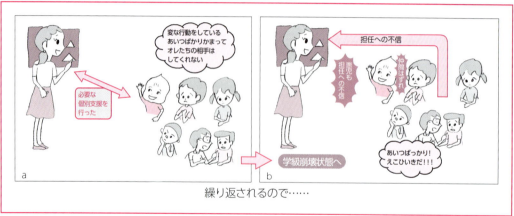

図1 通常学級で個別支援を優先して失敗する過程
a：助けを求める子どもばかりを支援する教員
b：陰でクラスメイトが子どもをいじめる(仲間はずれ). 先生の支援が多いのは, お馬鹿さんだと先生が公言しているのと同じ→いずれ子どもも気がつく
　すべての子どもが担任不信であり学級崩壊を招く

COLUMN 9　保護者のいい分を聞くときに……

　外来で保護者のいい分を聞くときには, 必ず, 子どもにどう話しているかを聞くことにしている. 子どもが趣旨説明を理解できるのは一次反抗期が終わってから(定型発達では6歳頃), 三段論法を理解できるのは, 「こころの黒板」ができ始めてから(定型発達では小学校5年生以降), 仮定に基づく推論は「こころの黒板」ができてから(定型発達では中学2年以降)である.

　子どもは, 受け売りで話をする(＝教育目標分類学でいう想起レベル：→ 📖『発達障害の臨床』Unit 1-9)こともあるので, 極めて多くの保護者が子どもの理解をはるかに超えたレベルで話して, 子どもがいうことを聞かないと訴えている. いうことを聞かない子どもが悪いのではなく, 保護者の対応に問題があるのだ. 子どもが理解できないことをいい続けることであるから, 「ことばによる脅し」に相当する……すなわち厚生労働省が定義した心理的虐待に該当する.

　困ったことに, いうことを聞かないのを障害のせいにして, 自分の対応の悪さを棚に上げている保護者もいる. このような強迫的な子育てをしている保護者に育てられた子どもは, 「こころの黒板」ができると, 様々な問題がわき起こってくる. 子どもが保護者の理不尽さに気がつけるようになるからである.

　なお, 最近は, 学校の生徒指導でも, 上記の間違いによって, 教員による心理的虐待が起きている場合が散見される. 文部科学省は, 生徒指導に関する学校・教職員向けの基本書として, 小学校段階から高等学校段階までの生徒指導の理論・考え方や実際の指導方法を述べた生徒指導提要を作成しており, ホームページに掲載している. この平成22年度版には, 児童期(p.44 ～)および青年期(p.57 ～)の心理発達の項目があり, Piagetの認知発達段階(→ Unit 1-2)が取り上げられている. 参考にされたい.

参考
・生徒指導提要(平成22年度版). https://www.mext.go.jp/a_menu/shotou/seitoshidou/1404008.htm (2025/1/29閲覧)

2 ギャングエイジはいつまで続くか

　ギャングエイジは，周りと同じであることに価値を感じる日本独自の国民性によって生じる課題であり，個人の意見より集団の意見が優先される時期といえる．ギャングエイジの終焉とは，集団の意見と個人の意見との折り合いを考えられるようになることである．

　したがって，ギャングエイジの対処は，クラス(学級)に強く依存する．小学校は担任王国だという揶揄があるように，小学校ではクラスがはたす役割は大きい．よって，ギャングエイジの課題習得には，自分のグループの掟以上に，大切なことがたくさんあることを学級経営で担任が教えることが必要となる．

　逆にいうと，担任に恵まれない子どもは，下手をすると，ギャングエイジの課題を習得できず，その後の心理発達課題も誤習得が起こり，不適応を生じる場合がある．

　担任に恵まれない場合に，家庭でできるギャングエイジの課題への対応は，①「失敗の保証」，②「直せる子どもがえらい」ことを体験させ，③「社会のルールを教えるチャンス」に変えることだ．

　子どもは，自己の欲求を通そうと暴れたり，学校での理不尽なことを騒ぎ続けたりする．このときに，子どものいい分には耳を貸さずに，何が正しいのか助言を与えながら，子どもに考えさせる．失敗をとがめず，直せる子どもを褒め称えていくことが求められる．時には，児童相談所や各種の青少年窓口の助けを借りて，社会のルールを体験させることも必要になるだろう．

　いじめっ子によって学級崩壊しても，担任は「みんな仲良く」しかいえないが，保護者は「あんな子と遊ぶな」といえるのである．

　集団のルールを守らない人に対して相手をしないのは，大人の社会では当たり前である．まさに，社会のルールを教えるチャンスである．

　なお，子どもはまだ**具体的操作期**(→ Unit 1-2)にあるので，体験させないと理解が進まないことを覚えておこう．

COLUMN 10　ギャングエイジが障害告知に与える影響

　日本は，周りと同じであることに価値を感じる国民性をもつが，海外は逆で，周りと異なることに価値を感じることが多い．海外では，障害告知はメリットが大きいと考えられるのは，この価値観の異なりが大きいと想像している．日本では，障害告知が**周りと異なる＝価値が低い**という国民性があり，デメリットが目立つように思われる．筆者自身は障害による症状を自覚してから解決方法の伝授とともに障害告知をしているが，症状の自覚なしに告知された症例では，子どもがわざと変なことをしたり，さぼったりして，周りからその修正を要請されたときに，「ぼく病気だも〜ん」と障害のせいにしたりするのをよく目にしている．これは，「価値が低い」自分を認識して，自暴自棄になったからであろう．

Unit 2-10　8歳児の課題「ギャングエイジ」——集団の意見と個人の意見に折り合いをつける　59

Unit 2　定型発達の心理発達課題

Unit 2-11 思春期前夜の課題「こころの黒板」と思春期の課題「自律」
──目を離さずに，手を離す

1　思春期前夜の課題「こころの黒板」とは，筋道を立てて考える

「こころの黒板」は，筆者が著名な児童精神科医である中根晃氏に教えられたことばだ．筆者の理解では，抽象的な概念をこころのなかにとどめて操作する能力である．この能力はおおむね小学校5年生以降に身についてくる．

学習指導要領（国語）によれば，三段論法の学習は小学校4年生以降で出てくる．すなわち「こころの黒板」は三段論法の延長線上にある能力といえる．ちなみに，仮定に基づく推論「もしも……ならば，〜〜となる．よって×××しよう」は中学2年生以降である．

私見では，「こころの黒板」は，Piagetがいう形式的操作期（→ Unit 1-2）のめばえといい換えてもよいと考えている．すなわち，具体物が存在しない抽象的な対象に対しても，論理的に考えをまとめられるようになる．また，仮説をもとに推論して，そこから結論を見出したり，事実との相違を検討したりできるようになる．

この時期の主たる関係性は同性の保護者である．「こころの黒板」ができると，自分の将来像を，同性の保護者を通して，想像するのであろう．自分の将来像としての同性の保護者に子どもが失望すると，子どもは崩れるだけ崩れる．男子では他害などの自暴自棄な非行に走るし，女子では性非行に陥ったりすることをよく経験する．この時期の性非行は性的虐待（→ Unit 1-6）の被害者である可能性があり得ることも知っておきたい．

2　思春期の課題の「自律」

ここでいう思春期は，二次性徴がみられ，見た目の身体発達が完了する時期をいう．おおむね女子では生理が始まってから2年後頃，男子では，中学2〜3年頃の時期が多い．

思春期の心理発達課題は「自律」である．保護者の保護から抜け出し，自分の努力で自分や自分の周囲をコントロールする能力を養うことである．すなわち，保護者や教員などの支援者のあからさまな努力で，子どもの状態がよくなっても，心理発達上は悪影響を及ぼしてしまうのである．保護者や周囲の努力を子どもに知られてはならないといい換えてもよい．

牛島定信氏は，戦後まもなくは思春期の諸問題は大人社会への第一歩を踏み出す悪戦苦闘の物語であったが，次第に幼児的親子関係からの母子分離の問題へと変容している[1]という．大人社会への第一歩にせよ，母子分離の問題にせよ，保護者に守られた子どもからの脱

---

[1] 牛島定信. 思春期の対象関係論. 金剛出版, 1988

出である点には変わりはない．

この時期の子どもにとって，大切な意味を占めるのは同性の友人である．心理学用語では
チャム（chum）とよばれる．小学校のクラスというまとまりを超えて，部活などで，共通の
趣味や趣向をもつ友人の存在である．神経発達症群がある子どもたちが，こころを許した友
人を作り始められるのは，この時期からであることが多い．なぜなら，彼らは，興味がある
ことへの集中力は，定型発達児に優るからであろう．

思春期といえば，必ず話題に上がるのが，二次反抗期である．私見では二次反抗期は，身
長の急激な増加のピークを迎えて1年程度で出現する．見た目が大人と変わらなくなること
がきっかけであろうと推測している．見た目が大人と変わらなくなったことで，子どもは自
分が一人前になったという誤解が生じるのだろう．その結果として，周囲から口を出される
ことに違和感を覚えるのであろう．ちょうど，Piaget による形式的操作期を迎えていること
もあり，周囲にいわれたことを客観的に評価する能力が形成され，周囲に対して意見する能
力を得たことも二次反抗期の形成に役立っている．

3　思春期の対応

私見では，思春期は，それまでの子育てのツケを親子ともども支払う時期だと思ってい
る．いうまでもなく，自分も大きなツケを支払ったからだが，ツケを払うのは保護者の場合
もあれば，子どもの場合もある．思春期にツケを払い終えれば，アイデンティティ形成には
負の影響を与えることは少ないが，払い終わらなければ，形成に悪影響を与えるように思
う．

さて，思春期の対策は，保護者が「目を離さずに，手を離す」ことである．子どもが自分
自身の努力で，自分を律することを覚えるために，失敗の保証が必要となる（質的な障害を
かかえる自閉スペクトラム症を除く）一方で，致命的な失敗はすぐに止めるために「目を離
さない」ことが求められる．ちなみに致命的な失敗とは，非行と生活習慣（→ 📖『発達障
害の臨床』Unit 3-1）の2つだけだ．学業面は一切入らない．男子では中学2年の終わりま
でに，女子では小学6年ないし中学1年の終わり頃までに保護者が実行できるようにしてお
くのがよい．このためには，おおむね2年前（男子では小学校6年頃，女子では初経の時
期）に，保護者にこの方針を話しておく必要がある．「目を離さずに，手を離す」は，いうは
易く行うは難しの典型だからだ．

「目を離さずに，手を離す」ことをやり易いのは，明らかに中学校の時期である．なぜな
ら，高校に入ると，活動範囲が広がるため，「目を離さない」が困難になるからである．

保護者への話し方は，📖『発達障害の臨床』Unit 4-7 に記した．

COLUMN 11　男女差について

　　子どもの男女差を，成人女性の方々は感じていることだろう．女の子のほうが大人だと．女の子にとって母親は敵にし得る存在である．小学1年にもなると，口論が女同士の喧嘩に匹敵しそうになると．また，自分の主張が母親に受け入れられないと，父親に甘えて自分の主張を通そうとしたり．3歳の女の子が若くてきれいな保育士をライバル視した事例（拙著『乳幼児の発達がわかる保育"気づき"ポイント44』Lesson 30）で，女の子は小さくても（成人同様の）女性の部分をもっていることを教えてもらった．

　　女子のほうが二次性徴が早いこともあって，小学校高学年から中学校にかけて，男女差はよく目立つ．中学1年の女生徒が，先輩に夢中になって同級生の男子に見向きもしないとか，高校生とお付き合いしている女子中学生がめずらしくないとか．

　　私見では，おおむね3歳程度，男の子より女の子のほうが大人だと考えると，各種のできごとを説明しやすいように思える．たとえば，小学6年の兄と小学4年の妹がいると，たいがいの母親は，小学4年の妹が姉のようにふるまい，それに兄が甘んじているのを目にしている．特に，兄に何らかの問題（神経発達症群や不適応など）があると，母親はなおさら，幼い兄のことが心配になり，手をかけてしまうことが起こる．

　　また，母親自体も自分の体験から，小学校高学年とはこんな感じというイメージがあるが，それは，男の子に比べて大人の女の子のイメージである．すなわち，男の子は，決して母親が期待している小学校高学年にはならない．この時期に母親が手をかけすぎると，子どもの自律を損なうことになるので不適切といえる．

COLUMN 12　中1ギャップとは

　　中学校に入って，わりと早い時期に不登校などの不適応を起こす子どもたちがいる．小学校から中学校に適応できないようにみえることから，中1ギャップといわれている．元をたどれば，文部科学省による「児童生徒の問題行動・不登校等生徒指導上の諸課題に関する調査」で中1で不登校やいじめが増えることから，中1ギャップといわれ始めたようだ．ところが，児童・生徒の質問紙法によるいじめ経験率は小学校時代のほうが高いことが知られており，上記調査結果とは異なる結果がでている．

　　本書をここまで読破してきた方なら，容易に想像がつくと思うが，中1ギャップの本態は，主としてギャングエイジの失敗である．ギャングエイジでは，集団の意見と個人の意見との折り合いを探る時期であるが，この時期に，"担任のよい子"として学級内の居場所を作る子どももいる．このような子どもは，ギャングエイジの課題を学習していないうえに，中学校に入って教科担任制になると，"担任のよい子"として学級内の居場所を作ることもできなくなる．

　　おわかりのことと思うが，対策は失敗の保証である．よい子でいることだけが価値が高いことではないことを体験させることが必要になる．対応についてはUnit 2-10に示した．

参考
・国立教育政策研究所．生徒指導リーフ「中1ギャップ」の真実．https://www.nier.go.jp/shido/leaf/leaf15.pdf（2025/1/29閲覧）

62　Unit 2　定型発達の心理発達課題

Unit 2-12

青年期の課題 「アイデンティティの形成」
——形成の失敗例は「引きこもり」かも

1 青年期（高校生ないし大学生）の心理発達課題「アイデンティティの形成」

　青年期の心理発達課題は「アイデンティティの形成」である．自分が自分であること（＝自我の確立）を認識し，さらにそうした自分が他者や社会から認められているという感覚を養うことといえる．思春期の心理発達課題である「自律」が「アイデンティティの形成」の必要条件であることはいうまでもない．

　主たる関係性をもつ人物が，思春期前夜では同性の保護者であるのに，二次性徴出現後は親友とロールモデル，青年期ではパートナーと，家庭内から家庭外の人物に，そして，大人から同年代の人物へ，同性から異性へと変わっていくのがわかる．このことは，青年期の心理発達課題が自我の確立と，そういう自分が他者や社会から認められるという感覚を養うことだと考えれば，当たり前といえる．

2 青年期（高校生ないし大学生）の認知発達

　「アイデンティティの形成」にあたって，この時期の認知発達が大きな役割をはたしていることは，Piaget への批判として大きく取り上げられている．Sigler によるバランス棒課題（→ Unit 1-2 図 1）で普遍的法則への理解が進むのは，14 歳以降であることが知られている．また，Shaklee によれば，共変性の理解（表 1）を 13 歳と 20 歳で調べたところ，どちらも表 1 の脚注②③の手法を用いており，大学生においては，適切な訓練により④の条件付確率を用いるようになったが，自発的に用いた者はひとりもいなかった．すなわち，このことは青年期においても認知発達が進むことを意味しているが，条件付確率の使用は認知発達上，教えなくても理解が進んでくることではないと，Shaklee は推測した．確かに，共変性の理解の問題をみて，χ 二乗検定を行うことを思いつく者はまれであろう．

　このように認知発達が青年期においても発達し続けていることは，より多くの因子を含む課題において，より高次の判断ができることを意味している．Piaget への批判として取り上げた向社会的道徳判断がそのよい例である．この心理実験では，表 2 のような課題で行われ，最終発達段階（Level 5 → Unit 1-2 表 1）では，他者の要求を自分自身や他者の義務や責任，社会規範などに基づいて判断することが知られている．

　表 2 の課題 2 では，年齢が上がるにつれて，事情を話したり，病院から証明してもらい，試験を猶予してもらうという選択肢に気がつけるようになるであろう．

　より向社会的行動が試される課題 3 では，当座，少し食べ物を分けてあげて，周辺の市町

表1　共変性の理解

	育ちがよい	育ちが悪い
肥料がある	A	C
肥料がない	B	D

上記の2×2分割表において，肥料と育ちのよさの相関を調べるには，最も原始的には①A枠の頻度をみる方法である．この手法では，A枠が4枠で最も頻度高いかどうかを調べる．②A枠とB枠の頻度を比較する方法では，育ちがよいものが，肥料があるほうがよいかどうかを調べることになり，①より妥当性が高い．しかし，さらによいのは，③肥料の有無の正の関係（A枠とD枠）と負の関係（B枠とC枠）とを比較することである．この手法は4つのデータすべてを用いている点で優れているが，最もよいのは④条件付確率である．すなわち，A：BとC：Dの比較である．

表2　向社会的道徳判断の心理実験課題の例

1. A君が学校の裏を通りかかったら，強そうな男の子3人がひとりの男の子を取り囲んでいじめていました．その子はA君をみると「助けて」と頼みました．でも，いじめっ子たちは強そうなので，自分も一緒にいじめられるかもしれません
2. 大学生のBさんは友だちから特殊な献血を頼まれました．友だちのお父さんの手術に必要だからです．しかも，周りにはBさんしか同じ血液型の人がいません．この献血のためには，1週間ぐらい入院が必要なので，試験を受けられなくなるかもしれません
3. ある村で人々が夏の間一生懸命働いたのに，秋には村の人々がやっと食べられるだけのお米しかとれませんでした．その頃隣町で洪水が起こり，食べ物が腐ってしまいました．隣町の人たちは，村の人たちに少しでいいから食べ物を分けてくださいと頼みました．隣町の人たちに食べ物を分けてあげると，自分たちも飢えてしまうかもしれません．そのうえ，隣町は村から遠くて，道路も悪いので，食べ物も簡単には運べません

村に，同様の依頼をして，豊かな土地から自分たちが助けてもらうという作戦をとることも考えるであろう．もちろん，自分たちが生き残るために，隣町に嫌われる/隣町と同じ状態に陥ったときに食べ物を分けてもらえないというペナルティを覚悟して，食べ物を分けないという選択をするかもしれない．

　これらの課題からみてもわかるように，より高度な向社会的道徳判断を考えさせる課題では，どのように行動するかの選択肢が多数存在し，多くの価値判断を必要とする．

3　「アイデンティティの形成」とその失敗

　Eriksonは，本書で青年期の発達課題とした「アイデンティティの形成」を思春期から前青年期（13〜19歳）における成功例として取り上げている．そして青年期（成人前期20〜40歳）における課題は愛（love）で，成功例として親密性（intimacy），失敗例として孤独（isolation）をあげている．現代日本における孤独とは「引きこもり」を意味するかもしれない．

　本書での記載が，Eriksonと異なる理由として，Eriksonがこれらの課題や概念を確立していったのは，1930〜50年代であることを考慮してほしい．現代においては，職業教育にかかる時間が長いため，成人としての行動が求められる時期が遅れるためである．

本題に戻って，Erikson は主たる関係性がある人物像として，前青年期では親友，青年期（成人前期）ではパートナーをあげている．どちらも，前項で述べた多くの価値判断をしたうえでなければ選べない対象である．なぜなら自分自身のアイデンティティの形成のうえで，それにふさわしい親友（あるいはパートナー）を選びたいという思いもある一方で，相手からも，自分が親友（パートナー）としてふさわしいと思ってもらえなければ，親友（パートナー）になってもらえないからである．

思春期の心理発達課題である「自律」が，「アイデンティティの形成」に与える影響も大きい．先に述べたように「自律」とは自分の努力で自分や自分の周囲をコントロールしているという感覚を養うことであるから，相手にふさわしい自分を作ることができなければ，「アイデンティティの形成」ができないのは自明だ．

このように，「アイデンティティの形成」の失敗の背景には，「自律」の獲得の不十分さがある．その行く先は「引きこもり」である．英語版 Wikipedia には，「Hikikomori」の項目があり，その原因の一つとして，母子間にある共依存―甘えの存在―をあげている．📖『発達障害の臨床』Unit 4-7，4-8 で，保護者に子離れを促しているのは，まさにこの共依存を取り除き，子どものアイデンティティを形成しやすい環境を作る準備といってよい．

CASE 7

ギャングエイジを誤習得したまま青年期に至った女性（21 歳，女性）

大学のゼミにて，必要な伝達事項を自分が嫌いな相手には伝えない意地悪をしたことから，周囲から敬遠されるようになってしまう．自分の彼氏や大学の心理カウンセラーには自分の都合のよいことだけを話し，自分がいじめられていると主張．心理カウンセラーがゼミの担当教諭に相談したことから，本人が周囲に何をしたのかが明らかになってしまい，かえって困惑し，大学への出席が滞るようになった．心理カウンセラーやゼミの担当教諭の説得もあり，最低限の単位を温情で取得し，大学を卒業した．

就職先でも，同期の同僚に対して，自分の敵味方を判別して行動したことから，孤立した．孤立した結果と思われるが，彼氏への結婚欲求が高まり，妊娠した．彼氏は結婚を望まず，また妊娠についても否定的であったことから，妊娠中絶をせざるを得なかった．その後，仕事をやめ，引きこもりがちの生活を送るに至った．

【解説】　必要な伝達事項を自分が嫌いな相手には伝えない意地悪は，まさに，自分の好ましいクラスメイトとそうでないクラスメイトを分けて態度を変え，本来どうあるべきかを考えていない点で，まさにギャングエイジに認められる行動である．その後の自己責任を考慮しない行動も，ギャングエイジでは当然の行動である．就職後も大学時代の失敗を省みずに行動した結果，結果的に自分を追い込む行動に陥ってしまっている．この事例は，ギャングエイジの課題（→ Unit 2-10）を習得できずに，アイデンティティの形成に影響を与える場合があることを意味している．

参考
・Shaklee H, et al. Covariation Judgment: Improving Rule Use among Children, Adolescents, and Adults. Child Development 1988; 59: 755-768
・英語版 Wikipedia：Hikikomori. https://en.wikipedia.org/wiki/Hikikomori（2025/1/29 閲覧）

Unit 2-12　青年期の課題「アイデンティティの形成」――形成の失敗例は「引きこもり」かも　65

Unit 3

心理発達課題からの逸脱で何が起こるか

Unit 3-1

反応性アタッチメント症
——人を信用できず，人を避ける

DSM-5-TR では，Unit 2-2 でふれたアタッチメントが形成されない障害として，心的外傷およびストレス因関連症群に，反応性アタッチメント症 / 反応性愛着障害（reactive attachment disorder：RAD）と脱抑制型対人交流症 / 脱抑制型対人交流障害（disinhibited social engagement disorder：DSED）（→ Unit 3-2）が定義されている．これらの 2 つは，ICD-10，DSM-IV-TR ではまとめて RAD とされており，前者を抑制型，後者を脱抑制型とよんでいた．文献を読むときには，RAD の用語が，どの定義で用いられているかを確認してから読み進めないと混乱を招く．本書では，DSM-5-TR の定義に従っている．

1 反応性アタッチメント症 / 反応性愛着障害（RAD）とは

RAD とは，アタッチメント形成が行われなかった結果として，人を信用できず，人を避けることを選択した状態といえる．表 1 にその定義を掲げる．

実臨床の場面で，DSM-5-TR が示す RAD/DSED の定義を満たす子どもは少ないように思われる．有病率は 1% 未満で，重度のネグレクトを受けた子ども集団でも 10% 程度しかいないと推測[*1] されている．また，表 1 の A，B を満たす行動をとる子どもがいても，C の極端に不十分な養育環境を満たしていなかったり，親面接式自閉スペクトラム症評定尺度テキスト改訂版（Parent-Interview ASD Rating Scale-Text Revision：PARS-TR）が高値を示し，自閉スペクトラム症と見分けがつきにくいこと[*2] もあげられよう．実際，RAD の子どもの対人関係は，自閉スペクトラム症の行動異常に酷似しているという報告[*3] もある．

自閉スペクトラム症との鑑別には，共同注意（→ Unit 2-3）を詳細に調べるとよい．自閉スペクトラム症[(注)]では，共同注意を獲得するためのプログラムとして，ESDM（Early Stage Denver Model）や JASPER（Joint Attention, Symbolic Play Engagement and Regulation）などが開発されていることからもわかるように，簡単には獲得できない．これに対して，被虐待児で

注：ここでいう自閉スペクトラム症とは，幼児期に症状が明らかになる DSM-5 の重症度分類 Grade-3（従来は中核群とよばれた）を指している．成人期に明らかになる自閉スペクトラム症（従来は周辺群とよばれた）ではない．周辺群の自閉スペクトラム症については，『子どもと大人のメンタルヘルスがわかる本』（十一元三，講談社）p.109 ～ 111 を参照されたい．

[*1] 山口貴史 他．反応性愛着障害と脱抑制型対人交流障害（DSM-5）の概念と診断．精神療法 2017; 43: 486-491
[*2] Numata-Uematsu Y, et al. Attachment Disorder and Early Media Exposure: Neurobehavioral symptoms mimicking autism spectrum disorder. J Med Invest 2018; 65: 280-282
[*3] Davidson C, et al. Social relationship difficulties in autism and reactive attachment disorder: Improving diagnostic validity through structured assessment. Res Dev Disabil 2015; 40: 63-72

表1 反応性アタッチメント症 / 反応性愛着障害(RAD)の定義

A	以下の両方によって示される，大人の養育者に対する抑制的(感情を表面に出さない)で，情動的に引きこもった行動が持続している 1) 苦痛があっても，慰め・安楽を求めない 2) 苦痛があっても，慰め・安楽に反応しない
B	下記のうち2項目以上を満たす持続的な対人関係と情緒の障害 1) 他者に対して社会的，感情的な反応を示さない 2) 制限された陽性感情(訳者注：陽性感情とは，他者や周囲と情緒的に肯定的・積極的な相互関係をもつ人間らしい性質をいう) 3) 大人の養育者との威嚇的でないやりとりでも，説明不能な易刺激性，悲しみ，恐怖を示すエピソードの存在
C	下記のうち一つ以上の証拠がある，極端に不十分な養育環境にさらされた子どもであること 1) 養育者によって与えられるはずの，快適で愛情のある働きかけを望む当たり前の情動が，ずっと与えられない形式の社会的ネグレクト・欠落 2) 安定したアタッチメントを形成する能力を制限する，主たる養育者の頻繁な変更(例：里親の変更) 3) 選択的なアタッチメント(自分だけをみてくれる主たる養育者の存在など)形成する機会が極端に制限された，普通でない養育環境(例：養育者に対して子どもの比率が高い施設)
D	上記の**C**に示した養育が**A**の行動障害の原因である
E	自閉スペクトラム症ではない
F	この障害の存在が5歳以前に明らかとなる
G	発達年齢が9か月以上であること

〔American Psychiatric Association. Diagnostic and Statistical Manual of Mental Disorders, Text Revision Dsm-5-tr. AM PSYCHIATRIC ASSOCIATION PUB, 2022 より筆者和訳〕

は，共同注意は定型発達より遅れるものの獲得することが知られている[*4]．実臨床の場面では，全般的な精神発達が1歳半以上なのに生後12〜15か月相当の不完全な共同注意を示す場合には，RAD/DSED(→ Unit 3-2)あるいはアタッチメント症(→ Unit 3-3)を疑う必要がある．

2 反応性アタッチメント症 / 反応性愛着障害(RAD)への介入

RAD/DSEDに対する介入には，標準的な手法はない．筆者がとっている手法については，Unit 4-1〜4-4)に詳説するが，RADに対しては，赤ちゃんからの育てなおしの手法をとることも有用である．例をあげると，後述のCASE 8では，保育所に通所中であることを利用して，介入を進めた．

① 0歳児クラスにて，0歳児として保育する

RADは，アタッチメント形成が行われなかった結果，人を信用できず，人を避けることを選択した状態であるので，周囲がRAD児にかかわろうとした行動の意味が理解できず，好意を示されても，自分に害悪が及ぶと誤解している状況である．

0歳児クラスに在籍している乳児は，社会的微笑などの行動があり，RAD児に積極的に

[*4] Claussen AH, et al. Joint attention and disorganized attachment status in infants at risk. Dev Psychopathol 2002; 14: 279-291

かかわる手法をもたない(そもそも十分な移動運動ができない)ため，RAD 児が安心して行動できる.

このような環境を整えたうえで，保育士にも RAD 児を赤ちゃんとして愛護的に扱うようにすると，保育士が RAD 児に(Bowlby がいう)maternal care を体験させることができる.

② 赤ちゃんと遊ばせる / お世話をさせる

成人教育では，教員が何かを教えることと，生徒が何かを教えるために自己学習することは等価であることが知られている．たとえば，ある教員に特別支援教育の講義を系統的に行うことと，その教員を特別支援教育コーディネーターに任命して，特別支援教育の手法を他の教員に指導するように環境整備をして支えることは同じ効果がある.

RAD 児の場合にも，「0 歳児クラスにて，0 歳児として保育する」手法で，保育士になついたあとには，赤ちゃんと遊ばせる / お世話をさせる(哺乳など)ことで，赤ちゃんからの信頼を得ることは，RAD 児が人を信頼して行動することと同様に有用な手法である.

この手法は，RAD の軽症型である attachment disorder, no discriminate attachment figure (→ Unit 3-3)でも有用である.

CASE 8

反応性アタッチメント症(2 歳，女児)

父母と本児の 3 人家族．母親にはうつ病の既往がある.

1 歳 6 か月児健診で言語発達の遅れ，視線が合いにくいことを指摘され，児童相談所の精密健診にて自閉スペクトラム症と診断を受けている．2 歳 3 か月時の保育士による遠城寺式乳幼児分析的発達検査法では，運動面では，移動運動 2 歳 0 か月，手の運動 2 歳 6 か月とほぼ年齢相応だが，社会性では基本的習慣 1 歳 4 か月，対人関係 9 か月，言語面では，発語 1 歳 4 か月，言語理解 11 か月と遅れを認めていた．PARS-TR は，カットオフ値を大幅に超えていた.

保育士による行動観察では，保育士や他の子どもには関心を示さず，接触を求めない．周りを真似して行動しない．からだを使った遊びも好まない．おもちゃに興味をもたない．保育室のロッカーに入り込んでいて，無理に出そうとすると興奮する．目が合わない．母親に興味がない．周囲の遊びや音楽にも興味をもたない．保育所ではほとんど食物を摂取しない．時に意味もなくうなり出す．言葉は出てもオウム返しが多い．このような行動特性は，**表 1** の **A**，**B** のすべてを満たしているといえる.

保育所での行動が悪化の一途をたどっていたため，巡回相談の対象となった．見ず知らずの筆者が来たことで緊張したようにみえたため，遠くから観察し続けた．保育士が積み木遊びを指示したところ，本児も積み木をみつめているようにみえた．そこで，筆者が積み木を本児に差し出したところ，積み木をみて，演者をみる動作を確認できた．このことは，共同注意が正常範囲内であることを示している．よって，本児は，**表 1** の **E** を満たしているといえる.

以上の観察から，本児の行動異常の原因が自閉スペクトラム症ではなく，反応性アタッチメント症である可能性が高いことから，家庭内環境の確認のために，保健師に家庭の状況を確認するように依頼した．もともと保育所への通所は遅刻が多く，休みがちであったり，衣類も汚れが目立ったり，季節外れの衣服を着せられていたりと，養育環境に問題があることは認知されていたが，本児のこだわり行動のためと母親から説明を受けていた．また，家庭内はゴミの山であり，食事はスナック菓子主体であったことが後に判明し，本児が**表 1** の **C** を満たしていることがわかり，RAD と診断が可能であった.

Unit 3-2

脱抑制型対人交流症
——人を信用できず，人を利用して扱う

1 脱抑制型対人交流症 / 脱抑制型対人交流障害（DSED）

脱抑制型対人交流症 / 脱抑制型対人交流障害（disinhibited social engagement disorder：DSED）とは，アタッチメント形成が行われなかった結果として，人を信用できず，**人を利用して扱うことを選択**した状態といえる．**表1**にその定義を掲げる．

実臨床の場面で，DSM-5-TR が示す RAD/DSED の定義を満たす子どもは少ないように思われる．有病率は 1% 未満で，重度のネグレクトを受けた子ども集団でも 20% 程度しかいないと推測[*1]されている．また，**表1**の A，B を満たす行動をとる子どもがいても，C の極端に不十分な養育環境を満たしていないこともあげられよう．

2 脱抑制型の行動とは

表1の B で示されているように，DSED では，（注意欠如多動症などで認められる）衝動性を超えて，社会生活上の脱抑制行動をとる．このことは，DSED の行動が，注意欠如多動

表1 脱抑制型対人交流症 / 脱抑制型対人交流障害（DSED）の定義

A	下記のうち 2 項目以上を満たす，なれなれしい行動様式 1) 知らない大人にかかわるのに遠慮したり無口になったりしない 2) 言語・非言語を問わず，あまりになれなれしい（年齢・地域文化にふさわしくない） 3) たとえ慣れない場所だろうが，遠く離れようが養育者を振り返って確認しない 4) ためらいなく知らない大人についていく
B	上述の A の行動は，（注意欠如多動症などで認められる）衝動性を超えて，社会生活上の脱抑制行動を含んでいる
C	下記のうち一つ以上の証拠がある，極端に不十分な養育環境にさらされた子どもであること 1) 養育者によって与えられるはずの，快適で愛情のある働きかけを望む当たり前の情動が，ずっと与えられない形式の社会的ネグレクト・欠落 2) 安定したアタッチメントを形成する能力を制限する，主たる養育者の頻繁な変更（例：里親の変更） 3) 選択的なアタッチメント（自分だけをみてくれる主たる養育者の存在など）形成する機会が極端に制限された，普通でない養育環境（例：養育者に対して子どもの比率が高い施設）
D	上述の C による養育が上述の A に示された行動異常の原因であるとみなされること（例：上述の A の行動異常が，基準 C の病的な養育環境のあとに起こった）
E	発達年齢が 9 か月以上であること

〔American Psychiatric Association. Diagnostic and Statistical Manual of Mental Disorders, Text Revision Dsm-5-tr. AM PSYCHIATRIC ASSOCIATION PUB, 2022 より筆者和訳〕

[*1] 山口貴史　他. 反応性愛着障害と脱抑制型対人交流障害（DSM-5）の概念と診断. 精神療法 2017; 43: 486-491

症の衝動性に類似してみえる一方で，脱抑制型の行動がみられることを示している．また，ADHD 評価スケール（ADHD-RS）も高値をとる．

　脱抑制とは心理学用語で，社会的慣習の無視，衝動性，不十分なリスク評価といった抑制性の欠如である．脱抑制では，運動，本能，感情，認知，知覚の側面にわたる症状を呈し，衝動性，他人や社会的規範の無視，（他者への）攻撃的な爆発，不正行為や反抗的な行動，リスクを冒す行動，欲求を満たすために何でもしてしまうといったことが認められる．

　私見では，注意欠如多動症の衝動性では，本人のおもむく先には楽しいことがあるが，脱抑制型の行動ではそうではない．たとえば，面白いおもちゃを筆者がもっていると仮定しよう．注意欠如多動症の子どもは，おもちゃに突進して，筆者から奪い取る．あるいは，「貸して」といい「いいよ」を聞く前におもちゃを取ってしまう．一方，DSED の子どもは，人を信用しないので，貸してもらえると思っていない．よって，その場で何らかのいたずらをして，筆者がおもちゃを手放すように行動する．本人のおもむく先には楽しいことがないのだ．

　保育所・幼稚園の部屋から出て行ってしまうという訴えの場合，注意欠如多動症が疑われる子どもでは園庭の楽しみしている遊具に一直線だが，脱抑制型の行動では，先生が追ってくるかどうかを確認しつつ，逃げ回る行動が認められる．

CASE 9

脱抑制型対人交流症（4 歳，男児）

　母子家庭で，2 歳年上の姉は里子に出されている．姉と本児の父親は異なる．本児は，在胎週数に比べて出生体重が少ない SFD 児（small for dates, 2,200g／39 週）として生まれた．体重増加不良，おむつかぶれなどからネグレクトとして乳児期から入院や一時保護歴がある．3 歳 10 か月時に児童養護施設に措置，行動異常の激しさから当院を受診した．夜半近くまで眠らず，走り回ったり，騒ぎ立てたりする．朝は不機嫌で，朝食を食べない．施設内のものを壊したり，周りからおもちゃを奪い取ったりする．高いところに上ったり，隙をみて施設外に逃げようとするなどの行動がみられた．

　4 歳 0 か月時の遠城寺式乳幼児分析的発達検査法では，運動面では，移動運動・手の運動 3 歳 0 か月とやや遅れがあり，社会性では基本的習慣 2 歳 3 か月，対人関係 1 歳 6 か月，言語面では発語 2 歳 6 か月，言語理解 2 歳 3 か月と遅れを認める．共同注意は，1 歳 0 ないし 3 か月相当と不完全ながら認められる．以上から，DSED の診断基準を満たすと考えられた．

　睡眠票により，内因性入眠障害（→ 📖『発達障害の臨床』Unit 6-2）が判明したため，リスペリドンの少量投与を行ったところ，およそ 3 か月の経過で，午後 9 時に就寝，午前 7 時に気持ちよく起床するようになった．

　心理的介入としては，Unit 4-1 ～ 4-4 に示す**チームアプローチによるペアレントトレーニング技法**を活用したところ，ゆっくりながら行動異常は改善していった．来院時の Global Assessment of Functioning（GAF）尺度はおよそ 15（自分や他人を傷つけるなど）であったが，小学校入学前は 55（学校生活の困難：友だちがいないなど）であった．就学前に測定した田中ビネー式知能検査 V では，IQ＝88 と正常範囲内を示したが，SM 式社会生活能力検査（第 3 版）では，SQ＝66 と低値で，特に自己統制の低値が認められたことから，特別支援学級（情緒）への入級となった．事前に小学校に連絡をとり，養護教諭（母親役 → Unit 4-3）の個別指導のあり方について理解を促したところ，夏休み過ぎには行動異常が著しく減少した．中学校入学時の GAF 尺度はおよそ 75（症状があっても一過性で予期される程度のみ）に改善していたが，本人の希望もあり，特別支援学級在籍を続けている．

Unit 3-3

アタッチメント症：Zeanah の提唱による
—— RAD/DSED の周辺にいる子どもたち

---

1 概要

　アタッチメント症(attachment disorder)とは，Zeanah らによって提唱された概念である．筆者の理解では，Zeanah らによるアタッチメント症とは，反応性アタッチメント／脱抑制型対人交流症(RAD/DSED)の診断基準をもう一歩のところで満たしていない子どもたちの総称である．

　たとえば，アタッチメント症の診断基準には，RAD/DSED の診断基準に存在する「極端に不十分な養育環境」(→ Unit 3-1，3-2 の診断基準の C)が存在しない．よって，アタッチメント症の概念は，RAD/DSED よりも広い集団を指し示しており，日本における不適切な養育—たとえば，映像メディアによる子育てによって起こる行動異常(→ Unit 3-4)—は，アタッチメント症の診断基準を満たすが，RAD/DSED の診断基準を満たしているとはいえない．映像メディアによる子育てが，「保護者によって与えられるはずの，快適で愛情のある働きかけを望む当たり前の情動を与えられず，持続的に社会的ネグレクト・欠落の状態にある(social neglect or deprivation in the form of persistent lack…)」とまではいえないからである．

---

2 アタッチメント症：選択的なアタッチメント対象がない(attachment disorder, no discriminated attachment figure)

　「アタッチメント症：選択的なアタッチメント対象がない」は，どちらかといえば，RAD 類似パターンといえる．よって，行動異常は自閉スペクトラム症に似ているところがある．Zeanah らによる暫定的な診断基準の筆者による意訳を表 1 に掲載した．

　「アタッチメント症：選択的なアタッチメント対象がない」とは，0 歳児の課題「アタッチメント：人を無条件に信用する能力」(→ Unit 2-2)の習得に必要な，"無条件に信用する対象(母親)"が存在しない状態といえる．本人の気質と相まって，人を求めない行動が当たり前の行動となってしまった状況を指し示している．

　Unit 2-3 にあげた事例(CASE 4)は，「アタッチメント症：選択的なアタッチメント対象がない」と診断できる．

表1 アタッチメント症：選択的なアタッチメント対象がない (attachment disorder, no discriminated attachment figure)

1. 以下のどれかによって示された，好ましい養育者が存在している証拠が欠如している
  a. 大人を区別して扱おうとしない
  b. 家庭の養育者よりも見知らぬ大人を優先して，安楽を求める
  c. 傷ついたり，おびえたり，苦しんだりしたときに，養育者を探したり，安楽を求めたりしない
  d. 家庭の養育者に対して，情緒的な反応をしたり，相互的なやりとりをしたりしない
2. 発達年齢が10か月以上であること
3. 自閉スペクトラム症ではないこと

関連した特徴として下記が含まれることも：
  1. 抑制された陽性感情，易刺激性，悲しみをうまく制御できない感情表現
  2. 慣れない場所でさえも，遠く離れたあとに養育者を振り返って確認しない
  3. 知らない大人に対して通常みられる社会的遠慮が欠如している
  4. あまり親密でない人に，ついていこうとする

注：（正常範囲内である）情緒不安定なアタッチメントでは，上に示した一つあるいは複数の所見が特定の条件，あるいは特定のときにのみ認められる場合に限られる．病的なアタッチメントの場合には，上記の所見は，常に，あるいは，よく認められる．
〔Zeanah CH, et al. Handbook of infant mental health. 2nd ed, New York: Guilford Press, 2000, pp.353-368 より筆者意訳〕

表2 アタッチメント症：安全基地の歪み (attachment disorder, secure base distortions)

子どもは選択的なアタッチメント対象をもっているが，下記の一つ以上のパターンで示されたように，その関係性は不安定であるか，障害されている
1. 自己を危険にさらす，先を顧みない，および / または，攻撃的な行動が，選択的なアタッチメント対象である養育者の存在下で，他の養育者（保育士など）に比べて，明らかに悪化する
2. 選択的なアタッチメント対象となじみのない大人との混在のもとで，わざとさまよい歩いたり，まとわりついたりするのが減少する
3. 選択的なアタッチメント対象に対して，過度に警戒したり，過剰なほどにルールを守ろうとして，自発的に何かを試みる行動が減少する．子どもが選択的なアタッチメント対象を怖がっているように行動する
4. 子どもが選択的なアタッチメント対象の情緒的な幸せのために没頭していて，そのために責任を負っているかのような，役割が逆転した養育．子どもが選択的アタッチメント対象を心配しているかのように行動する

〔Zeanah CH, et al. Handbook of infant mental health. 2nd ed, New York: Guilford Press, 2000, pp.353-368 より筆者意訳〕

3 アタッチメント症：安全基地の歪み (attachment disorder, secure base distortions)

「アタッチメント症：安全基地の歪み」は，どちらかといえば **DSED 類似パターン**といえる．Zeanah らによる暫定的な診断基準の筆者による意訳を**表2**に掲載した．

0歳児の課題「アタッチメント：人を無条件に信用する能力」(→ **Unit 2-2**) の習得には，無条件に信用する対象（母親）が必要だが，「アタッチメント症：安全基地の歪み」では，無条件に信用できないと考えている状況といえる．この状況では，人を頼ることは知っている

74　Unit 3　心理発達課題からの逸脱で何が起こるか

が，それと同時に裏切られることも知っているので，頼れるのは自分だけである．よって，「アタッチメント症：安全基地の歪み」の子どもは，自分の利益になるように行動することが，最も大切なこととともいえる．もちろん，「アタッチメント症：安全基地の歪み」の子どもは愛情に飢えているので，被虐待児でよく認められる（保護者に対する）過剰なしがみつきも認められる．

「アタッチメント症：安全基地の歪み」がある子どもの行動異常を，保護者に保育士・幼稚園教諭が伝えても，「家ではそんなことはない」と信じない理由の一つに，Zeanah による診断基準（表2）の 2.〜 4. に示される行動をとる可能性があることを忘れてはならない．逆にいえば，子どもの行動に関して，保護者からの情報と第三者からの情報に大きな乖離があるときには，「アタッチメント症：安全基地の歪み」を疑う必要がある．

CASE 10

アタッチメント症：選択的なアタッチメント対象がない（1歳9か月，男児）

　1歳6か月児健診で，指さしをしなかったなどで要フォローアップとなり，保護者が調べて自閉スペクトラム症を疑って来院した．保護者によれば，「さかさばいばい」や「オウム返しのことば」が多いことが気になるという．最近は「クレーン現象」もあるという．おもちゃで遊んでみると，共同注意は正常であるが，保護者への社会的参照はない．

　保護者には，年齢が低すぎて，自閉スペクトラム症かどうかの判別は，まだ困難であるとして，対人関係やことばを育てるために，中川信子氏の「からだを使った遊び」のプリントを渡し，人と遊ぶことが大切で，モノ（おもちゃ）で遊ぶのは好ましくない（→ Unit 2-5）ことを伝えた．

　そのうえで，対人関係やことばの発達を阻害する可能性があることとして，生活習慣に関して問いただしてみると，就寝は午後11時半過ぎ，映像メディア曝露時間は1日3時間を超えていることがわかった．睡眠障害に関する非薬物療法と映像メディアの完全除去（→ Unit 4-5）をお願いして，初回の外来を終えた．診断は，「アタッチメント症：選択的なアタッチメント対象がない」（attachment disorder, no discriminated attachment figure）である．

　1か月後の外来では，就寝は午後10時半，映像メディア曝露は完全除去を心がけていた．保護者への社会的参照は二項関係（→ Unit 2-3）が認められるようになっていた．母親の困りごとは，トイレに行くときに泣かれ，ひとりになれる時間がないことだという．母性形成が十分であれば，後追いは愛おしさを感じることだが，母性は母子の相互作用で作られるので，後追いがまだ困ったこととしか感じ取れないのであろう．母親には，「後追いの時期を経て，安心して旅立てる」説明をした．

　3か月後の外来では，就寝は遅くとも午後9時であり，映像メディア曝露の完全除去も続いていた．保護者への社会的参照は完成され，言語発達がキャッチアップし，時に二語文を使えるようになっていた．「さかさばいばい」は消失，「オウム返しのことば」も減少傾向にあるとのこと．母親には「イヤイヤ期」（→ Unit 2-4）がくることを予告し，ペアレントトレーニング技法（→ Unit 2-6）のプリントを渡し，対応の原則を伝えた．また，正常な順番の心理発達が認められることから，自閉スペクトラム症は否定的であることも伝えた．

　5か月後の外来にて，「イヤイヤ期」を確認した．母親はかなり困惑していた．元に戻ってしまったという訴えである．前回の予告通りのことが起こっていることから，元に戻ってしまったのではなく，正常な心理的発達であること，対応方法を確実に行い，母親の労をねぎらい，この時期が終わると，また一段とお利口さんになることを予告した．

　小学2年生まで経過観察を続け，行動異常の出現がないことを確認して，終診とした．

> Unit 3 心理発達課題からの逸脱で何が起こるか

Unit 3-4 映像メディアの問題と依存症（嗜虐）
——安心して人に依存できない…背景にあるアタッチメント症

1 概要

　ここでいう映像メディアとは，テレビ，ビデオ，テレビゲーム，携帯用ゲーム，インターネット，スマートフォン，タブレットなどの映像を伴う映像メディアの総称である．映像メディアの長時間曝露は，ことばの発達の遅れ[*1]，睡眠への影響[*2]，各種の行動異常[*3,4]，目の異常（急性内斜視）[*5]，などを引き起こすことが知られている．ICD-11（国際疾病分類第11版）では，gaming disorder（ゲーム症）が disorders due to addictive behaviours（嗜虐行動による障害）の分類に新規登録された．また，Internet Gaming Disorder Scale-Short Form の日本語版が開発[*6]された．

2 日本小児科医会によるメディアに対する提言（2004年2月6日）

① 2歳までのテレビ・ビデオ視聴は控えましょう
② 授乳中，食事中のテレビ・ビデオの視聴は止めましょう
③ すべてのメディアへ接触する総時間を制限することが重要です．1日2時間までを目安と考えます．テレビゲームは1日30分までを目安と考えます
④ 子ども部屋にはテレビ，ビデオ，パーソナルコンピューターを置かないようにしましょう
⑤ 保護者と子どもでメディアを上手に利用するルールをつくりましょう

　筆者の周囲では，故田澤雄作先生（当時，みやぎ県南中核病院）が日本小児科医会「子どもとメディア」対策委員会の副委員長をなされており，日本小児科学会宮城地方会などで，ご講演をうかがっていたが，当時は，まさかこの問題が神経発達症群の外来をしている筆者にふりかかってくるとは思ってもみなかった．

[*1] 片岡直樹．新しいタイプの言葉遅れの子どもたち—長時間のテレビ・ビデオ視聴の影響．日児誌 2002; 106: 1535-1539
[*2] 神山　潤．「夜更かし」の脳科学－子どもの心と体を壊すもの．中央公論新社，2005
[*3] American Academy of Pediatrics, council on communications and media. Media and Young Minds. Pediatrics 2016; 138: e20162591
[*4] American Academy of Pediatrics, council on communications and media. Media Use in School-Aged Children and Adolescents. Pediatrics 2016; 138: e20162592
[*5] Lee HS, et al. Acute acquired comitant esotropia related to excessive Smartphone use. BMC Ophtalmol 2016; 16: 37
[*6] 井上　建，他．Internet Gaming Disorder Scale-Short-Form 日本語版の開発および有用性．日児誌 2024; 128: 1320-1322

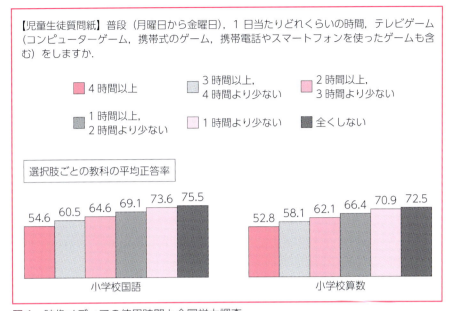

図1 映像メディアの使用時間と全国学力調査
〔国立教育政策研究所．令和4年度国学力・学習状況調査の結果（概要）より抜粋〕

　当時の筆者の理解は，映像メディアの問題があると，外来で出している宿題（→ 📖『発達障害の臨床』Unit 5-5 〜 5-8）をしてこないために就労に必要な学力が身につかないという程度であった．このことは，現在，文部科学省による全国学力検査でも裏付けられている（図1）．
　ちなみに，アメリカ小児科学会（American Academy of Pediatrics：AAP）の家庭向けの提言（2016）[*3]は以下の通りである．

- 18 〜 24 か月までは，ビデオチャット（テレビ電話）を除き，メディア曝露を避けましょう．
- 18 〜 24 か月の子どもに，もしもメディアに触れさせたいなら，子どもと一緒に優れた品質の番組を選びましょう．この年齢では，ひとりでメディアを利用させないでください．
- テクノロジーを早期に体験させようとプレッシャーを感じないでください．インターフェース（使用の仕方）は非常に直感的なので，子どもは自宅や学校で使い始めるとすぐに理解できます．
- 2歳から5歳の子どもには，メディアの使用を1日1時間に制限しましょう．子どもと一緒に優れた品質になるように作られたものを，一緒にみましょう．子どもがみているものを理解し，得たことを現実の世界で利用できるように，手を貸しましょう．
- （幼い子どもには理解できない）ペースの早い番組，気が散りやすいアプリや，どんな場合でも暴力的な内容を避けましょう．
- 使用していないときは，テレビやそれ以外の機器の電源を切りましょう．
- 子どもを落ち着かせる唯一の手段としてのメディアの使用を避けましょう．医療の処

置中や飛行機に乗っているときなど，メディアが子どもを穏やかにしておくのに有用な手段となることはよくあるかもしれませんが，子どもを穏やかにしておくためにメディアを使用することで，メディアの使用制限の問題を生じたり，子どもが自分の感情を制御することを覚えられなかったりする危険があります．
・子どもがみているメディアの内容や，利用したりダウンロードしたアプリが何か，見張りましょう．それらを子どもが使用する前にテストしたり，一緒に遊んだり，それらのアプリについて，子どもがどう考えているかを問いかけましょう．
・寝室や食事中，親子の触れ合いの時間は，子どもも保護者もメディアから離れましょう．保護者の携帯電話も，これらの時間には，"サイレント"に設定できます．
・寝る前1時間は，映像から離れ，機器からも離れましょう．
・AAPによる，家族のメディア使用計画を利用しましょう．https://www.healthy-children.org/MediaUsePlan で利用できます．

　また，乳幼児では，子どもが映像メディアをみていなくても，子どもの前で保護者が映像メディアを使用している時間を，子どもの映像メディア曝露時間に入れると考える向きもある．なぜなら，幼児は選択的注意（保護者の声と映像メディアの声を区別して聞き取る）ができないうえに，子どもが保護者に向けて何らかのサインを出していても，保護者が映像メディアに夢中になっていると反応できないため，親子関係を損なうことがあげられている．この件については，筆者も同意見である．なぜなら，保護者がスマホに夢中で子どもをかまっていないと思われるケースで，後に述べるようにアタッチメント症を呈している症例を散見するからである．

　なお，映像メディアの問題が生じやすい，感受性が高い子どもが存在することにも留意したい．2004年の日本小児科医会の提言では，学童期において，安全に利用できる目安が示されていたが，2016年のAAPの提言では，できる限り利用時間を減らす提言となっている．実際，筆者も二語文程度の言語発達しかない，特別支援学校の小学部の児童で，家庭内では中川信子氏の指導を守って，保護者のニュース視聴の曝露のみだった子どもが，学校でタブレット等を30分程度使用するようになって，半年後には生後7か月のきょうだいの頭をけとばしたり，YouTubeをみせるまで唸り声をあげたり，自傷行為を行ったりした症例を経験している．

3 　メディア依存症（嗜虐）とアタッチメント症

　映像メディアの問題の本質は，ICD-11で示されたように，依存症（嗜虐）の側面があるからだ（図2）．依存症とは，身体的，精神的，社会的な幸福に反する結果を招くにもかかわらず，薬物や不適切な行動を反復してしまうことをいう．依存症の怖いところは，禁断症状が存在するため，依存対象を探し求め，依存対象のためならどんなこともしてしまう行動特性（＝衝動性）にある．

　依存症の心理学的な特徴として「執着」がある．大量，長時間・長期間にわたって，依存

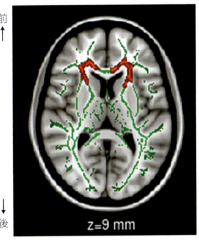

図2 インターネット依存青年でみられた脳線維の損傷

緑：正常　赤：損傷部
脳の前方に向かう神経線維が特に強く損傷している．この損傷はコカイン依存症とよく似ている
WHOはこのようなデータの集積から，ゲーム症の病名をICD11で追加した
〔Lin F, et al. Abnormal White Matter Integrity in Adolescents with Internet Addiction Disorder: A Tract-Based Spatial Statistics Study. PLoS One. 2012; 7: e30253〕

表1　否認の3段階

1. 自分は大丈夫
   有害性を過小評価して自らの問題を否定する
2. いつでもやめられるから大丈夫
   嗜癖は認めるが，セルフコントロール不能であることを認めない
3. やめさえすれば大丈夫
   嗜癖・セルフコントロール不能を認めるが，もとにある原因を認めない

〔山本由紀　他．対人援助職のためのアディクションアプローチ：依存する心の理解と生きづらさの支援．中央法規出版，2015を参考に作成〕

対象に異常に執着するため，重要な社会的・職業的・娯楽的活動を放棄したり，制限させたりする．そして，精神的・肉体的・社会的問題が起こっても，対象に執着し続け，依存対象のためなら，後先考えずに行動してしまう「衝動性」の問題もでてくる．

もう一つの心理学的な特徴に「否認」がある．防衛機制における「否認」を多用するのが依存症でよく認められる．圧倒的な証拠が存在するにもかかわらず，それを真実だと認めず拒否する．また，事実を認めなかったり，重大性を認めなかったり，責任について他者を責めたりする（表1）．

さらに問題なのは，このような問題を抱えた子どもが，精神症状を呈する頻度が有意に高い[*7]ことがあげられる．日本におけるコホート研究でも立証されている．

依存症の背景には不幸な生育歴があるという．幼少期に保護者の不和で家庭の居場所がなかったり，いじめられた経験が多かったり，性的虐待を受けた経験があるといった具合だ．そして，ある依存症から脱却しても，他の依存症に移行することも多い．このことから，松本俊彦氏は，依存症とは，周囲に何もいえず，自らの生きづらさを依存対象で何とかしようとしてしまう状況[*8]だという．意志が弱くて止められないのではなく，**安心して人に依存**

[*7] Narita Z, et al. Association of Problematic Internet Use With Psychotic Experiences and Depression in Adolescents: A Cohort Study. Schizophr Bull 2024; sbae089
[*8] 松本俊彦．薬物依存症．筑摩書房，2018

できないことが問題[*9, 10]であり，他人を頼ることの大事さを教えることが依存症治療で大切なポイント[*10]なそうだ．

筆者は神経発達症群がある子どもの保護者が薬物依存症，アルコール依存症というケースの経験がある．このようなケースで，保護者が子育てに関して，筆者に依存してよいことを覚えることで，保護者の依存症が軽快していくことを経験している．よって，依存症が「安心して人に依存できない」状態という主張が正しいように思えてならないのだ．

「安心して人に依存できない」という文言は，本書で何回も出てきている．不適切なアタッチメント―RAD/DSED・アタッチメント症である．依存症の背景にはアタッチメントの問題がある[*9]のだ．

筆者が作成した「小学校に入るまでにできてほしいこと」（→ 📖『発達障害の臨床』Unit 3-1）で，映像メディアの問題を取り上げた項では，日本小児科医会の提言に，「自然に親しむ・土に触れる遊びを親子で楽しみましょう」の文言を加えている．これは映像メディアの制限だけでは不十分で，親子関係の構築を入れる必要があると考えたからである．

よって，映像メディアの問題に対する，保護者の協力が得られない場合の介入手法は，RAD/DSED・アタッチメント症と同じ（→ Unit 4-1 〜 4-4）である．保護者の協力が得られる場合の治療的介入については Unit 4-5 で触れる．

COLUMN 13　**映像メディアの問題に対する薬物療法**

映像メディアの問題を抱えている子どもは，睡眠障害を抱えていることが多く，薬物療法が必須であることが多い．薬物療法により睡眠障害が消失し，映像メディア曝露時間を減らすなど保護者が努力しているにもかかわらず，他害や衝動性が残存し，社会生活に悪影響を及ぼし続ける場合がある．

このような場合には，少量のレボメプロマジン投与が劇的に功を奏する場合がある．抗精神病薬としての効果というよりは，鎮静の効果である．用量としては，0.01 mg/kg/ 日を夕食後の 1 回投与で始めて，場合によっては，同量を朝にも投与するとよい．ごく少量なので，抗パーキンソン病薬の併用は不要であることのほうが多い．

繰り返すが，睡眠障害が消失して，映像メディア曝露時間を減らす努力を保護者がしていることが，このレボメプロマジン投与の必要条件である．保護者の努力が認められないときに行っても効果は持続しない．

[*9] フローレス PJ. 愛着障害としてのアディクション. 日本評論社，2019
[*10] 小林桜児. 人を信じられない病　信頼障害としてのアディクション. 日本評論社，2016

参考
・Dunckley VL. Reset Your Child's Brain: A Four-Week Plan to End Meltdowns, Raise Grades, and Boost Social Skills by Reversing the Effects of Electronic Screen-Time. New World Library, 2015 / 邦訳「子どものデジタル脳完全回復プログラム」
・山本由紀，他. 対人援助職のためのアディクションアプローチ: 依存する心の理解と生きづらさの支援. 中央法規出版，2015

Unit 3-5

解離症群
——心理的に病的な健忘

1 解離症群とは

　解離とは，記憶，思考，意図といった個人的な体験の要素が統合された自我の喪失をいう．Ross[1]によれば，解離を「健康／病的」「生物学的／心理的」の2つの軸によって区別できるという（表1）．健康かつ生物学的解離とは，「睡眠という生物学的な現象により，夜中にトイレに行ったことを思い出せない」，健康かつ心理的解離とは「講義に退屈するという心理的要因のため，ぼーっとしていて，授業の内容を思い出せない」．これらは誰もが経験している正常範囲の解離である．一方，病的かつ生物学的解離とは「交通事故による脳振盪という生物学的な病気により，交通事故を思い出せない」ことがあげられる．そして，病的かつ心理的解離が解離症群である．

　解離症群は主として心因性の障害と考えられ，幼児期から児童期に強い精神的ストレスを受けている．ストレス要因として，①学校や同胞間のいじめなど，②保護者などが精神的に子どもを支配していて自由な自己表現ができないなどの人間関係のストレス，③ネグレクト，④家族や周囲からの心理的・身体的虐待，性的虐待，⑤殺傷事件や交通事故などを間近にみたショックや家族の死など[2]があげられている．なかでも，性的虐待や家庭内暴力の影響が大きいことが知られている．

　性的虐待は「隠れた虐待」といわれる．一般に50人にひとりといわれるが，大学生の心理カウンセリング歴をもつ筆者の経験では，この数字はあまりに少なすぎるように思われる．幼児期ないし学童期の性的虐待は，虐待を受けた当人には，虐待事実がもつ意味や重さを認識できていない．しかしながら，思春期を超え，性役割が重大な関心時期となる青年期（→ Unit 2-12）に至って，虐待事実がもつ意味や怖さ・重大さを認識していく．このことが，セルフ・エスティームの低下や自我の崩壊（解離症群）につながっていくと考えられる．

　乳幼児期のアタッチメント形成と解離症群との関係も疑われている．disorganized / disoriented attachment（乱れた／志向性がないアタッチメント：→ Unit 2-2）を示す者が解離症群になりやすい[3]とされる．

---

[1] Ross CA. Dissociative Identity Disorder: Diagnosis, Clinical Features, and Treatment of Multiple Personality (Wiley Series in General and Clinical Psychiatry), 2nd ed, Wiley, 1996
[2] 岡野憲一郎．新外傷性精神障害—トラウマ理論を越えて．岩崎学術出版社，2009
[3] 杉山登志郎．子ども虐待という第四の発達障害．学研プラス，2007

表1 解離とは

	健康	病的
生物学的	睡眠中の行動を思い出せない	脳振盪によってできごとを思い出せない
心理的	退屈な講義なので講義内容を思い出せない	解離症群

COLUMN 14 **DSM-5-TR における解離症群**

　DSM-5-TR では，解離症群を①解離性同一症，②解離性健忘，③離人感・現実感消失症に大別される．

　解離性同一症では，明確に区別できる複数の人格が同一人に存在し，それらの複数の人格が交代で本人を支配している状況をいう．解離性健忘では，一般的なできごとや社会常識などの記憶は保たれているが，ストレスに関連した記憶が欠落している状態をいう．離人感・現実感消失症では自分を外からみている感覚(離人感)や，自分のことながら夢をみているような感覚(現実感の消失)を示している．

　小児の心理臨床では，解離という症状の存在に気がつくことで，子ども虐待を含む不適切な養育環境に気がついたり，対応手法の工夫が必要であることが最も大切である．

CASE 11

解離性同一症(10 歳，男子)

　主訴は，学習不振，行動異常(学級から出て行ってしまい，戻ってこない)である．WISC-IV 知能検査では，FSIQ ＝ 82 とやや低めで，下位項目では「知識」の低さが目立つ．学校側からの情報では，4 歳上の兄(中学生)も，同様の状況があって，現在不登校状態だという．

　父親，母親ともに，患児の行動について，家庭では何ら困っていないという．きょうだいげんかで，家の壁は穴だらけになっているが，父親自身が育った家もそうだったし，これぐらい元気がないと子どもはだめだという．母親が患児が「財布からお金を盗むことがある」ので困るぐらいだと診察室で話すと，父親が母親に「お前の管理が悪いからだ」と殴りかかり，周りの教員が止めに入る状況であった．身体的虐待が推定された．

　幼少時の記録でも，落ち着きのなさによる不慮の事故が多発し，微細運動障害の存在から，何らかの神経発達症が存在することが疑われた．服の汚さや朝食を食べてこない習慣から，ネグレクトの存在も疑われた．

　学校側からの情報では，何らかの指導をしても，**にこにこ笑うばかり**で，いっこうに効果がないとのことだったので，父母の前で指導をしていただいた．うつむいていた患児が**顔を上げて，にこにこし始め**，その様子をみて，父親が患児を叩くなどの行動が認められた．後の外来で，この指導と父親に叩かれたことを聞いてみたが，患児は覚えていなかった．

　解離の存在はあきらかで，その原因として身体的虐待，心理的虐待およびネグレクトが強く疑われた．

表2 ペアレントトレーニング技法の解離への対応

	解離していないとき	解離しているとき
増やしたい行動	相手をする・ほめる	相手をしない
減らしたい行動	相手をしない	相手をしない
絶対許せない行動	すぐに止める	すぐに止める

2 解離症群の症状

　解離症群は，心理的に病的な健忘である．よって，解離しているときのことを後に問いただしても，本人は覚えていない．また，解離しているときには，周囲からは，脈絡のない行動をとっているようにみえる．杉山[*3]は，虐待が神経発達症群と区別がつかない行動異常を惹起し，解離症群の存在に気づくことが大切だと述べている．

3 解離症群への治療的介入

　解離症群への治療的介入は，現時点でも試行錯誤が行われている状況にある．治療的介入の一つに各種の曝露療法〔眼球運動による脱感作と再処理法(eye movement desensitization and reprocessing：EMDR)を含む〕が行われている．曝露療法では，外傷体験を聞き出して想起させ，心的外傷からの回復と治療的除反応を試みる．しかし，心的外傷を再体験させることによって，逆に悪化してしまう，あるいは，再外傷体験となってしまう可能性もある．

　もう一つの介入方法はレジリエンスの強化を図ることにより，患児の自発的治癒力を高める方法である．筆者は，曝露療法による再外傷体験となるリスクを恐れて，レジリエンスの強化を図る手法[*4]を使っている．具体的には神経発達症群などで支援者(学校関係者等を含む)が使い慣れている，ペアレントトレーニング技法の応用(表2)である．この対応は，心理学的にはレジリエンスの強化に相当する．

　ペアレントトレーニング技法の実際については，拙著『マンガでわかる魔法のほめかたPT(ペアレントトレーニング)』(小学館，2014)を参照されたい．

　筆者の乏しい経験では，子ども虐待によって生じた小中学生の解離に対して，この支援者によるペアレントトレーニングの技法の応用によって，最近までに8例中5例も解離症状が消失し得た．残る3例では改善は得られたが一時保護・施設入所により介入が中止された．

　ペアレントトレーニングの技法は，守るべきルールが簡単であり頭のなかでは理解しやすい一方で，実際に行動することの難しさが問題点としてあげられる．解離症状が消失し得た症例の関係者は，神経発達症群の対応でこの手法に慣れていたこともあって，半年程度で大幅な改善に至り，1年程度で解離状態がほぼ認められなくなった．今後も，症例を集積していきたい．

[*4] 横山浩之. 虐待を受けた発達障害に併発した解離性障害. 太田ステージ研究会誌 2013; 23: 33-38

Unit 3　心理発達課題からの逸脱で何が起こるか

Unit 3-6

心的外傷後ストレス症（PTSD）
──トラウマとは死にかかわる体験と性暴力の体験

1　心的外傷後ストレス症（PTSD）の症状

心的外傷後ストレス症（post traumatic stress disorder：PTSD）などに相当する心的外傷（トラウマ）とは，「実際に死ぬ，危うく死ぬ，大怪我，性暴力」を①直接体験する，②直接目撃する，③親しい家族あるいは親しい友人に起こったことを知る，④（仕事として）さらされる体験を繰り返すこと，と定義されている．できごとの例としては，災害，暴力，深刻な性被害，重度事故，戦闘，虐待などがあげられる．

症状として，以下の4つが代表的である．

① 侵入症状

心的外傷となったできごとについての，苦痛な記憶が突然よみがえってきたり，悪夢として繰り返したりする．それに伴い，気持ちが動揺したり，動悸や発汗などの身体症状が起こる．防衛機制の同一化や投射に相当すると思われる．

② 回避症状

心的外傷となったできごとを思い出したり考えたりすることを避けようしたり，思い出させる人物，事物，状況を避ける．防衛機制の抑圧，否認，逃避に相当する．

③ 認知と気分の陰性の変化

悲観的な予想や現状認識，興味や関心の喪失，周囲との疎隔感や孤立感など．陽性の感情（幸福，愛情など）をもちにくい．防衛機制の退行，分離に相当する．

④ 覚醒度と反応性の著しい変化

いらいら感，無謀で自己破壊的な行動，過剰な警戒心，ちょっとした刺激にもひどくビクッとするような驚愕反応，集中困難，睡眠障害など．防衛機制の反動形成，代償形成などに相当する．精神症状にみられる身体化された症状としての側面もある．

上記の症状が1か月以上持続し，社会生活や日常生活の機能に支障をきたしている場合にPTSD（表1，2）と診断される．なお，心的外傷から，4週間以内の場合には**急性ストレス症**（表3）の基準が設けられている．治療と症例については，Unit 4-6 を参照されたい．

2　DSM-5-TR における定義

PTSD は，6歳を超える子ども〜成人（表1）と6歳以下の子ども（表2）とで診断基準が分かれている．

84　Unit 3　心理発達課題からの逸脱で何が起こるか

表1　PTSD 6歳を超える子ども〜成人

A　次のいずれか（または複数）の方法で，実際に死ぬ，危うく死ぬ，大怪我，性暴力にさらされること

(1) 心的外傷となるできごとを直接体験する

　　訳者注：「心的外傷となるできごと」とは，上記にある「実際に死ぬ，危うく死ぬ，大怪我，性暴力」
　　を指す．以下の「心的外傷となるできごと」はこの意味で用いられている

(2) 他の人に起こった心的外傷となるできごとを直接目撃する

(3) 心的外傷となるできごとが親しい家族あるいは親しい友人に起こったことを知る
家族または友人が実際に死亡した，あるいは，危うく死にそうになった場合，そのできごとは暴力的か偶
発的でなければならない

(4) 心的外傷となるできごとの，強い嫌悪感を抱く詳細を，繰り返しまたは極度にさらされる体験をする
（例：遺体を収容する救急対応要員，子ども虐待の詳細に繰り返しさらされる警官など）

※　仕事に関係するものでなければ，電子媒体，TV，映像，または写真をみることを基準 **A**(4) として適用し
ない

B　心的外傷となるできごとのあとに始まる，それに関した以下の一つ（あるいはそれ以上）の侵入症状の存在

(1) 心的外傷となるできごとを，繰り返し，無意識のうちに，侵入的で苦痛を伴いながらで思い出す

※　子どもの場合，心的外傷となるできごとの主題または局面を表現した遊びを繰り返すことがある

(2) 内容および / また感情が心的外傷となるできごとに関連している，苦痛を伴う夢を繰り返しみる

※　子どもの場合，内容を認識できない，恐ろしい夢かもしれない

(3) あたかも心的外傷となるできごとが再び起こっているように感じる，あるいは，そのように行動してい
る，解離的反応（例：フラッシュバック）
（このような解離的反応は一つの連続体をなしており，非常に極端な場合は現実の状況への認識を完全に
喪失するという形で現れる）

※　子どもの場合，心的外傷となるできごとと結びついたごっこ遊び（役を演じること）をすることがある

(4) 心的外傷となるできごとの局面を象徴するあるいはそれに類似する，内的・外的なきっかけにさらされた
際の，強烈な，あるいは，ずっと長引く心理的苦痛

(5) 心的外傷となるできごとの局面を象徴するあるいはそれに類似する，内的・外的なきっかけにさらされた
際の，著しい生理的な反応
　　訳者注：生理的な反応とは，発汗，驚愕などの身体症状を意味している

C　以下のいずれかまたは両方によって示され，心的外傷となるできごとが起こったあとに始まる，心的外傷とな
るできごとと結びついた働きかけの持続的な回避

(1) 心的外傷となるできごとについての，あるいは直に結びついた苦痛を伴う記憶，思考，または感情の回
避，または回避しようとする努力

(2) 心的外傷となるできごとについての，あるいは直に結びついた苦痛を伴う記憶，思考，または感情を呼び
起こすことに結びつくもの（人，場所，会話，行動，物，状況）の回避，または回避しようとする努力

D　以下の二つ（またはそれ以上）で示され，心的外傷となるできごとのあとに発現または悪化した，心的外傷とな
るできごとに結びついた認知と気分の陰性の変化

(1) 心的外傷となるできごとの重要な局面を思い出せない（通常は解離性健忘によるものであり，頭部外傷，
アルコール，または薬物など他の要因によらない）

(2) 自分自身や他者，または世界に対する持続的で過剰に否定的な信念や予想（例：私が悪い，誰も信用でき
ない，世界はすべからく危険だ，私のこころ全てが永久にこわされた）

(3) 自分自身や他者への非難につながる，心的外傷となるできごとの原因や結果についての持続的で歪んだ認
識

(4) 持続的な陰性の感情状態（例：恐怖，戦慄，怒り，罪悪感，または恥）

(5) 重要な活動への関心や参加が著しく減少する

(6) 他者から孤立している，または疎外感

(7) 陽性の感情体験を持続的にもてない（例：幸福や満足，愛情を感じることが持続的にできない）

（次ページにつづく）

E	以下の二つ（またはそれ以上）で示され，心的外傷となるできごとのあとに発現または悪化し，心的外傷となるできごとと結びついた覚醒度と反応性の著明な変化
	（1）典型的には，人や物に対する口頭または身体的な攻撃性で示される（挑発がほとんど，または，全くないにもかかわらず）いらだたしい行動と激しい怒り
	（2）無謀，または，自己破壊的な行動
	（3）過度の警戒心
	（4）過剰な驚愕反応
	（5）集中困難
	（6）睡眠障害（例：入眠や睡眠覚醒維持の困難，または浅い眠り）
F	障害（基準 B，C，D，および E）の持続が 1 か月以上
G	その障害は臨床的に意味のある苦痛，または社会的，職業的，または他の重要な領域における機能の障害を引き起こしている
H	その障害は，物質（例：医薬品またはアルコール）または他の医学的疾患の生理学的作用によるものではない

〔American Psychiatric Association. Diagnostic and Statistical Manual of Mental Disorders, Text Revision Dsm-5-tr. AM PSYCHIATRIC ASSOCIATION PUB, 2022 より筆者和訳〕

表 2　PTSD 6 歳以下の子ども

A	6 歳以下の子どもが，次のいずれか（または複数）の方法で，実際に死ぬ，危うく死ぬ，大怪我，性暴力にさらされること
	（1）心的外傷となるできごとを直接体験する
	訳者注：「心的外傷となるできごと」とは，上記にある「実際に死ぬ，危うく死ぬ，大怪我，性暴力」を指す．以下の「心的外傷となるできごと」はこの意味で用いられている
	（2）他の人，特に（選択的なアタッチメント形成の対象である）主たる養育者に起こった心的外傷となるできごとを直接目撃する
	（3）心的外傷となるできごとが親，あるいは，養育者に起こったことを知る
	電子媒体，TV，映像，または写真を目撃しただけでは，（心的外傷となるできごとの）目撃には含めない
B	心的外傷となるできごとのあとに始まる，それに結びついた以下の一つ（あるいはそれ以上）の侵入症状の存在
	（1）心的外傷となるできごとを，繰り返し，無意識のうちに，侵入的で苦痛を伴いながらで思い出す
	※　自然に起こる侵入的な記憶は必ずしも苦痛として表現されるわけではなく，ごっこ遊び（役を演じること）として表現されることがある
	（2）内容および／また感情が心的外傷となるできごとと結びついた，苦痛を伴う夢を繰り返しみる
	※　（夢で）おびやかされる内容が心的外傷となるできごとの結びつきを確認できないかもしれない
	（3）あたかも心的外傷となるできごとが再び起こっているように感じる，あるいは，そのように行動している，解離的反応（例：フラッシュバック）
	（このような解離的反応は一つの連続体をなしており，非常に極端な場合は現実の状況への認識を完全に喪失するという形で現れる）
	このような心的外傷に結びついたごっこ遊び（役を演じること）をすることがある
	（4）心的外傷となるできごとの局面を象徴するあるいはそれに似た，内的・外的なきっかけにさらされた際の，強烈な，あるいは，ずっと長引く心理的苦痛
	（5）心的外傷となるできごとを思い出させることへの，著明な生理学的な反応
C	心的外傷のできごとのあとに発現または悪化した，心的外傷となるできごとと結びついた刺激の持続的な回避，または心的外傷となるできごとと結びついた認知と気分の陰性の変化で示される症状で，以下に示される一つあるいはそれ以上の症状が存在する

（次ページにつづく）

86　Unit 3　心理発達課題からの逸脱で何が起こるか

刺激の持続的回避

- (1) 心的外傷となるできごとについての，あるいは直に結びついた苦痛を伴う記憶，思考，または感情の回避，または回避しようとする努力
- (2) 心的外傷となるできごとの記憶を呼び起こす人や会話，対人関係の回避，または回避しようとする努力

認知の陰性の変化

- (3) 持続的な陰性の感情状態(例：恐怖，罪悪感，悲しみ，恥，混乱)の頻度が大幅に増加
- (4) 創造的な遊びを含む重要な活動への関心や参加が著しく減少する
- (5) 社会的な引きこもり行動
- (6) 陽性の情動を表出することが持続的に減少する

D　心的外傷となるできごとのあとに発現，または悪化した，以下の二つ(あるいはそれ以上)で示される，心的外傷となるできごとと結びついた覚醒度と反応性の著しい変化

- (1) 典型的には，人や物に対する口頭または身体的な攻撃性で示される(挑発がほとんど，または，全くないにもかかわらず)いらだたしい行動と激しい怒り(極端なかんしゃくを含む)
- (2) 過度の警戒心
- (3) 過剰な驚愕反応
- (4) 集中困難
- (5) 睡眠障害(例：入眠や睡眠覚醒維持の困難，または浅い眠り)

E　障害の持続が1か月以上

F　その障害は，臨床的に意味のある苦痛，または，両親や兄弟姉妹，仲間，他の養育者や学校生活における機能障害を引き起こしている

G　その障害は，物質(例：医薬品またはアルコール)または他の医学的疾患の生理学的作用によるものではない

〔American Psychiatric Association. Diagnostic and Statistical Manual of Mental Disorders, Text Revision Dsm-5-tr. AM PSYCHIATRIC ASSOCIATION PUB, 2022 より筆者和訳〕

表3　急性ストレス症

A　次のいずれか(または複数)の方法で，実際に死ぬ，危うく死ぬ，大怪我，性暴力にさらされること
- (1) 心的外傷となるできごとを直接体験する
　　　訳者注：「心的外傷となるできごと」とは，上記にある「実際に死ぬ，危うく死ぬ，大怪我，性暴力」を指す．以下の「心的外傷となるできごと」はこの意味で用いられている
- (2) 他の人に起こった心的外傷となるできごとを直接目撃する
- (3) 心的外傷となるできごとが親しい家族あるいは親しい友人に起こったことを知る
- ※　家族または友人が実際に死亡した，あるいは，危うく死にそうになった場合，そのできごとは暴力的か偶発的でなければならない
- (4) 心的外傷となるできごとの，強い嫌悪感を抱く詳細を，繰り返しまたは極度にさらされる体験をする(例：遺体を収容する救急対応要員，子ども虐待の詳細に繰り返しさらされる警官など)
- ※　仕事に関係するものでなければ，電子媒体，TV，映像，または写真をみることを基準A(4)として適用しない

B　心的外傷となるできごとのあとに発現または悪化している，侵入症状，陰性気分，解離症状，回避症状，覚醒症状の5領域のいずれかの，九つあるいはそれ以上の症状の存在

侵入症状

- (1) 心的外傷となるできごとを，繰り返し，無意識のうちに，侵入的で苦痛を伴いながらで思い出す
- ※　6歳以上の子どもの場合，心的外傷となるできごとの主題または局面を表現した遊びを繰り返すことがある

(次ページにつづく)

(2) 内容および / また感情が心的外傷となるできごとに関連している，苦痛を伴う夢を繰り返しみる

※　子どもの場合，内容を認識できない，恐ろしい夢かもしれない

(3) あたかも心的外傷となるできごとが再び起こっているように感じる，あるいは，そのように行動している，解離的反応(例：フラッシュバック)

(このような解離的反応は一つの連続体をなしており，非常に極端な場合は現実の状況への認識を完全に喪失するという形で現れる)

※　子どもの場合，心的外傷となるできごとと結びついたごっこ遊び(役を演じること)をすることがある

(4) 心的外傷となるできごとの局面を象徴するあるいはそれに類似する，内的・外的なきっかけにさらされた際の，強烈な，あるいは，ずっと長引く心理的苦痛，または，著明な生理学的な反応

訳者注：生理的な反応とは，発汗・驚愕などの身体症状を意味している

陰性気分

(5) 陽性の感情体験を持続的にもてない(例：幸福や満足，愛情を感じることが持続的にできない)

解離症状

(6) 周囲または自分自身の現実が作り替えられた感覚(例：他者の視点から自分をみている，ぼーっとしている，時間の流れが遅い)

(7) 心的外傷となるできごとの重要な局面を思い出せない(通常は解離性健忘によるものであり，頭部外傷，アルコール，または薬物など他の要因によらない)

回避症状

(8) 心的外傷となるできごとについての，または，直に結びついた苦痛を伴う記憶，思考，または感情を回避しようとする努力

(9) 心的外傷となるできごとについての，または直に結びついた苦痛を伴う記憶，思考，または感情を呼び起こすことに結びつくもの(人，場所，会話，行動，物，状況)を回避しようとする努力

覚醒症状

(10) 睡眠障害(例：入眠や睡眠覚醒維持の困難，または浅い眠り)

(11) 典型的には，人や物に対する口頭または身体的な攻撃性で示される(挑発がほとんど，または，全くないにもかかわらず)いらだたしい行動と激しい怒り

(12) 過度の警戒心

(13) 集中困難

(14) 過剰な驚愕反応

※　通常は心的外傷後すぐ症状が出現するが，診断基準を満たすには持続が最短でも3日，および最長でも1か月の必要がある

C　その障害は臨床的に意味のある苦痛，または社会的，職業的，または他の重要な領域における機能の障害を引き起こしている

D　その障害は，物質(例：医薬品またはアルコール)または他の医学的疾患の生理学的作用によるものではない

〔American Psychiatric Association. Diagnostic and Statistical Manual of Mental Disorders, Text Revision Dsm-5-tr. AM PSYCHIATRIC ASSOCIATION PUB, 2022 より筆者和訳〕

COLUMN 15　心的外傷後ストレス症（PTSD）の病名のひとり歩き

　近年，PTSDの概念が誤って広がり，ストレスやPTSDの名前がひとり歩きして，誤まった対応によって保護者や支援者が子どもの不適応を悪化させ続けている例が散見される．

　被害甚大で，余震も多かった地震が落ち着いて数か月してから，地震が怖くて眠れなくなったという訴えの子どもが多数来院した．子どもによれば，地震がいかに怖かったかを相談機関および学校カウンセラーに相談することを，毎週2回行っていた．保護者によれば，子どもが地震のことを話したら，傾聴するように指導を受けていた．保護者の来院理由は，傾聴によって就寝が遅くなり，生活に支障をきたしているので，子どもに睡眠薬を出してほしいとのことだ．

　これは，表1のPTSD（6歳を超える子ども〜成人）の診断分類のBに示される，外傷的なできごとをカウンセラーによって再体験させられ続けていたことになる．これは子どもが地震というできごとに対して，投影（投射）という防衛機制をとろうとしていたところを無理矢理カウンセリングによって，思い出させられ続けたことになる．カウンセリングという名前の心理的虐待である．

　筆者の治療的介入は，①カウンセリングの中止，②地震のことを子どもが話したときは，大丈夫だといって子どもを抱きしめ，その後はにっこり笑う，③子どもと一緒に寝る，④子どもが地震のことを寝床でいうなら，これまた大丈夫だといって保護者は寝てしまうといった対応である．

　これを話された保護者はいぶかしげにしていたので，「あなたが子どもの立場なら，地震が怖いと保護者に訴えたところ，保護者は大丈夫と話して，あなたを抱きしめて寝てしまったら，また地震がくると感じるか，もう大丈夫だと思うのか，どっち？」と話したところ，やっとわかってもらえた．この対応で，すべての患児の症状は1週間以内に消失した．

　身に覚えがある学校カウンセラーと相談機関の関係者に猛省を促したい．災害時地域精神保健医療活動ガイドライン（https://www.ncnp.go.jp/nimh/pdf/saigai_guideline.pdf）を読んでほしい．

　同様の例として，（第三者からみれば）たいしたことでもないのに，子どもが心理的ストレスを受けたと騒ぎ続ける保護者をあげたい．朝礼のときに態度が悪いので注意したら「みんなの前で叱らなくても，うちの子はあとでそっと話してくれたらわかる子なのに……」，こんなことを，子どもの前で話し続ける保護者は，保護者自身が子どもにストレスを与え続けているのだ．

　みんなの前で叱られるのは，あとでそっと話されることより，合理化の防衛機制（態度を悪くしていたいという欲求を抑圧）をとりやすい．恥ずかしいからだ．あとでそっと話される場合は，どんな防衛機制をとりやすいか考えてみればすぐわかるだろう．

　そして，保護者が上記のことを話し続けることは，子どもに抑圧・否認の防衛機制をとらせることにつながりかねない．子どもの行動悪化を助長する可能性があることを忘れてはならない．

　ある幼稚園で，みんなの前で叱ると子どもにストレスを与えると考え，わざわざ個室で叱ることにしていたところ，子どもたちはその個室を「お仕置き部屋」とよんでいたそうだ．このことを先生の前で筆者に披露してくれた子どもがいた．先生は，「そんな部屋はない，この子はこうやって嘘ばかりつくのです」と子どもを叱りつけた．この子どもによれば，お仕置き部屋でのお叱りはとても長くて怖いうえに，保護者にも連絡されるので，家に帰りたくなくなるそうだ．実際，この子どもは「お仕置き部屋」から脱走し，家に帰りたくないと逃亡した前歴がたびたびある．

　以上に示してきたように，子どもの不適応行動が，中途半端な理解をしている支援者によって助長されることがあることを知っておきたい．

Unit 3-7 不登校と適応反応症
——誘因と原因を区別する

1 不登校と適応反応症

　適応反応症（適応障害）とは，DSM-5-TR では心的外傷およびストレス因関連症群に属する．ストレス因に反応して，3 か月以内に情動面 and/or 行動面に症状が出現し，ストレス因がなくなると症状が 6 か月以内に消失するものを適応反応症という．不登校は，ストレス因がなくなっても 6 か月以内に消失しないことが多いことから，DSM-5-TR の定義における適応反応症ではない．不登校は，他の特定される心的外傷およびストレス因関連症に分類され，類適応反応症とよばれている．本書ではこれらの問題をまとめて，「不適応」とよぶことにしたい．

2 不登校の定義

　学校不適応対策調査研究協力者会議（平成 4 年）は，不登校を下記のように定義している．

> 何らかの心理的，情緒的，身体的，あるいは社会的要因・背景により，児童生徒が登校しないあるいはしたくともできない状況にあること（ただし，病気や経済的な理由によるものを除く）をいう．

　文部科学省による学校基本調査では，「不登校」で 30 日以上欠席した児童生徒を調査して統計学的事実を公表している．適応指導教室などで指導を受けている場合や ICT などを活用した学習活動を，指導要録上出席扱いとしていることがある．保健室に登校している場合も，欠席ではないので，先の調査では数に含まれない．以下，本書では，保健室登校のような「不登校」の傾向を示す場合も，不登校として取り扱う．

3 不登校の要因

　文部科学省による学校基本調査では，表 1 のように不登校の要因を類別している．いじめをはじめとした，様々な要因があげられているが，これらは心理的介入を行う場合に大切な要因ではない（図 1）．たとえば，「いじめ」にあったときに，やり返すという選択肢（防衛機制では「取り入れ」）をとる子どももいるだろうし，相手をしないという選択肢（「抑圧 / 否認」）をとる場合もあるだろう．先生に相談する場合（「補償」）もあるだろう．各種の選択肢のなかから，不登校という選択肢（「逃避」）をとる場合も当然あり得るが，不登校という選択肢

表1 学校基本調査における不登校の要因

1. 学校に係わる状況
    - いじめ
    - いじめを除く友人関係をめぐる問題
    - 教職員との関係をめぐる問題
    - 学業の不振
    - 進路に係わる不安
    - クラブ活動・部活動等への不適応
    - 学校のきまり等をめぐる問題
    - 入学,転編入学,進級時の不適応
2. 家庭に係わる状況
    - 家庭の生活環境の急激な変化
    - 親子のかかわり方
    - 家庭内の不和
3. 本人に係わる状況
    - 生活リズムの乱れ,あそび,非行
    - 無気力,不安
4. 上記に該当なし

〔文部科学省. 令和3年度 児童生徒の問題行動・不登校等生徒指導上の諸課題に関する調査. https://www.mext.go.jp/a_menu/shotou/seitoshidou/1302902.htm(2025/1/29閲覧)〕

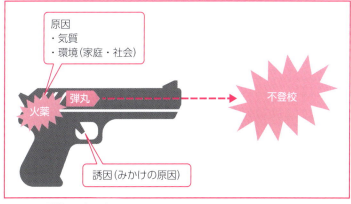

図1 不登校の成り立ち
注釈:原因,誘因の用語については,本文参照のこと
〔冨田和巳. 不登校対策マニュアル 助けを求める子どもたち. 法政出版, 1997, p.75の図をもとに筆者改変〕

をとるに至った大切な要因は,「いじめ」そのものではなく,本人の生まれながらの性質である**気質**と,家庭環境や社会環境による**育ち**,によるのだ.こう考えると,「いじめ」は不登校の**誘因**に過ぎない.

たとえば,表1には,「家庭に係わる状況」の項に,親子のかかわり方の問題があげられている.親子のかかわり方の問題から,対人関係の基本であるアタッチメント形成が不安定で,学校での対人関係に苦労して不登校になる場合もあれば,家庭状況が悪いために学校に行っている時間のほうが楽しく,不登校にならない場合もある.後者の場合は,対人関係の

表2 不登校の原因

1. 神経発達症群に伴う不適応
   1) ボーダーラインから軽度の知的発達症 (知的発達障害)
   2) 学習障害 (LD)
   3) その他の神経発達症群
2) 精神障害による不登校
   1) 不安症群 (不安障害)
   2) 気分症群 (気分障害)
   3) その他の精神障害
   ※神経発達症群は，精神障害のハイリスクである
3. 心理的諸問題による不登校
   1) 0歳児の課題 (アタッチメント形成)
       映像メディアの問題を含む
   2) 1歳児の課題
   3) 8歳児の課題 (ギャングエイジ)
   4) 思春期前夜の課題
   5) 思春期の課題
   6) その他

基本であるアタッチメント形成を保育士などの支援者が育んでくれたのかもしれない．前者の場合は，支援者にお願いして，人に安心して依存することを学習させることが治療的介入の基本となる．

　Unit 1-1 でも述べた，どのように支援を行うことが子どもの心理発達を促せるかを考えるための，不登校に至った最も大切な要因を，本書では原因とよぶこととする (表2)．一般に不登校に対して登校刺激をしない理由は，原因を解決せずに登校刺激をしても，回復に至れないからである．逆にいえば，原因を解決する手法を用いてから徐々に登校刺激をすれば，不登校から確実に脱却できる．筆者の経験では，0歳児・1歳児の課題の失敗による不登校 (映像メディア依存による不登校を含む) は治療困難であるが，それ以外の不登校は最終的に登校できる・就労できるようになることがほとんどである．

COLUMN 16　登校しぶりの時期と不登校の原因

　不登校の原因は，誘因の数年前に存在した・し始めた問題を意味する．よって登校しぶりの開始時期によって，起こりやすい原因が分かれる．

　小学校低学年までであれば，0歳児あるいは1歳児の課題か，不安症群が考えやすい．小学校中学年から高学年にかけては，神経発達症群に伴う不適応や気分症群が多い．小学校高学年から中学1年のはじめにかけては，ギャングエイジの課題や思春期前夜の課題が，中学校1年の終わり以降では，思春期の課題が考えやすい．ただし，映像メディアの問題に伴う怠学型不登校は，どの年代でも起こりうる．特に中学校における不登校の急増には，映像メディアの問題に伴う怠学型不登校が多いように思う．

92　Unit 3　心理発達課題からの逸脱で何が起こるか

Unit 3-8 神経発達症群と不登校・不適応
——発見の遅れによる不利益

1　神経発達症群と不登校・不適応

　神経発達症群は，症状ゆえに不登校や不適応のリスク要因になり得る．一つは発見の遅れによって生じる不利益に伴うもので，もう一つは他の併存障害の合併によるものである．併存障害としては，精神障害に代表される内在化障害と反抗挑戦症（反抗挑戦性障害）をはじめとした行動障害に代表される外在化障害があげられる．精神障害は **Unit 3-9** で，行動障害は **Unit 3-10** 以降で取り上げる．本項では，発見の遅れによって生じる不利益に伴う不登校や不適応を取り上げる．

2　知的発達症（知的能力障害，知的障害）と不登校・不適応

　知的水準の低さに伴う不登校・不適応は，IQ でいうと 60 〜 80 程度の子どもによく認められる．中程度以上の知的発達症では，不適切な環境（たとえば，保護者の希望で通常学級に在籍）にいても，不登校になることは少ない．もちろん，教室にいることはできないだろうし，勉強にもついていけないが，意外にも不登校にはならない．周りができて自分ができないことに気がつけないからである．加えて，明確な学習不振があるので，知的発達症の存在に周囲が容易に気がつくことも理由にあげられるだろう．

　ところが，IQ でいうと 60 〜 80 程度……，軽度ないしボーダーラインの知的発達症の場合は，学習に大きな問題をかかえる．これらの子どもは，内容を理解できなくても，内容を暗記して学習を進める．暗記でも素人目にはできたようにみえるが，次に進むと学習したことを利用できない（内容を理解していないので）ため，暗記に次ぐ暗記を続けることになる．暗記なので，過去のことを忘れてしまう．したがって，**努力しても習得できない**ことを体験し続けることになる（詳しくは→ 📖『**発達障害の臨床**』Unit 2-1，1-9 を参照）．

　これらの子どもたちは，日常生活にはほとんど支障がないため，周囲が能力的な問題の存在に気がつかず，「要領の悪い子ども」「やろうとしない・努力しない子ども」と認識されていることも多い．

　加えて，この子どもたちは，自分はできないが周囲ができることも認識できる．不登校・不適応を起こすのは当然ともいえる．

CASE 12

不登校に陥った軽度知的発達症（小学3年，女子）

　乳幼児健診では異常を指摘されたことはない．幼稚園の2年保育では，大きな問題を指摘されなかったが，年長時のひらがなの習得は遅れ，小学校入学時にやっと自分の名前を書けるようになったという．小学校1年時には，宿題をいやがる程度であったが，2年生の夏休み明けから，学校への行きしぶりが始まった．保護者としては，担任との相性が悪いためと考えていたようだ．3年生に上がり，クラスの女児といざこざがあり，仲間はずれにされるという訴えが本人から聞かれ，6月頃から完全に学校に行かなくなった．保護者が仲間はずれの件を担任に訴えたが，そのような事実はないし，どちらかというと本人のわがままのほうが問題であるといわれたそうだ．

　学校不信の状況で，いじめによる不登校を主訴として来院にした．身体所見では，神経学的にも異常はない．幼稚園入学時の絵では，顔しか書けておらず，卒園近くなって，やっとからだ全体が描けるようになっていた．通知表では，小学1年時は3段階評定のふつう（よい）が大半を占め，大変よいは実技系科目に1個のみ，小学2年時になると，もう少しが国語・算数で目立ち始めていた．すなわち成績はかなり悪い（→ 📖『発達障害の臨床』Unit 1-2参照）ことがわかる．このことから，知的発達症を疑い，WISC-IV知能検査を施行したところ，FSIQ=62と軽度の知的発達症であることが判明した．

　仲間はずれの件は，周囲のギャングエイジ時代（→ Unit 2-10）による行動を，本人が理解できないための誤解であることが予測される．

　当初，保護者は，本人の障害を受容しようとしなかったが，学校側からの働きかけもあって，知的障害児特別支援学級のお試しには喜んで行くことから，次第に受容していった．知的障害児特別支援学級への転籍により，少しずつ不登校から脱却していった．

3　LD（learning disabilities）と不登校・不適応

　注意欠如多動症，自閉スペクトラム症の不登校が，精神障害の合併によることが多い（→ Unit 3-9）のに対し，LD（learning disabilities）[*1]では不適切な対応による不登校がみられることがある．LDの対処は苦手な部分を補う訓練と苦手なところを迂回して学習を進める支援が必要である（→ 📖『発達障害の臨床』Unit 2-13）．

　不適切な対応としては，①苦手な部分を補う訓練をせずに，苦手なところを迂回して学習を進める支援のみを行っている場合，②支援の仕組みを考えずに，勉強だけ強制している場合，③上述の支援は適切であるが，早寝・早起き・朝ごはんや映像メディアの問題といった生活習慣が守られておらず，学習効率が上がらない（→ Unit 3-11以降）といったことがあり得る．

　また，明確な学習不振が存在し，すでに指導の好機を逃した場合は，前に述べた知的発達症と全く同じ状況による不登校・不適応を生じる場合もある．このような場合には，何らかの形で学校に居場所（特別支援学級を含む）を確保することと，就労に向けた長期計画を立てることが必要となる．将来への希望なしに，不登校からの脱却は難しい．

[*1] 横山浩之．学習障害．脳科学辞典　https://bsd.neuroinf.jp/wiki/%E5%AD%A6%E7%BF%92%E9%9A%9C%E5%AE%B3（2025/1/29閲覧）

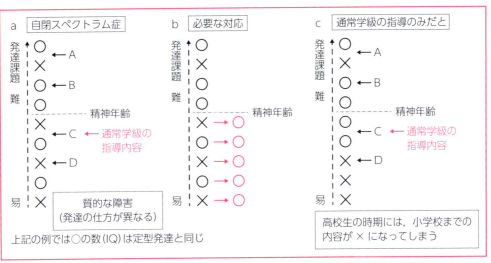

図1 自閉スペクトラム症における質的な障害のあらわれ

4 自閉スペクトラム症と不登校・不適応

　自閉スペクトラム症では質的な障害が存在する(→ 📖『発達障害の臨床』Unit 2-4，本項図1a)ゆえに，対策として，生活能力中心の指導が必要(図1b)となる．知的発達症が存在しない場合には，機械的な記憶力のよさゆえに，学力中心の指導が続けられると，発達課題のうち，年齢が低い課題が抜け落ちてしまう(図1c)．

　某県では，情緒障害児学級の教科指導は通常学級と同じで，学力的に問題がなければ，自立活動の時間が事実上設けられていない．当然ながら，図1cの状態になりやすくなる．自閉スペクトラム症の子どもは，機械的な記憶力のよさという特性があるのはよく知られているが，この特性ゆえに高校入学までは学力的に優れていることも多い．ところが，高校2年には問題解決能力(→ 📖『発達障害の臨床』Unit 1-9)が問われることが増え，機械的な記憶力のよさのみでは成績不良となり，不登校・不適応が生じてくる．

　保護者が子どもの状態をよく理解し，生活能力の乏しさに気がついてくれれば，まだ救いがある．福祉的就労を目指して，本人に病識をもたせることが可能になるからだ．

　しかしながら，保護者が，さらに学力優先でがんばらせようとする場合も少なくない．このような例では，不登校・不適応への支援を保護者が求め，自閉スペクトラム症の子どもをさらに追い込むことになる．

　自閉スペクトラム症で不登校・不適応となり，映像メディアの問題(→ Unit 3-4)が生じると，事態は深刻化する．映像メディア視聴やゲームがこだわり行動化し，制限に対して著しく抵抗(他害・興奮など)するからである．行き着く先は，引きこもりである．

　私見では，有効に機能する5歳児健診(相談事業)，就学時健診が行われている地域では，本項に掲げる不登校・不適応は少ない．就学前に，少なくとも支援者は気がついているからだ．当たり前のことだが，御役所仕事のように機能しない5歳児健診(相談事業)や身体面の健康診断だけの就学時健診を行っている地域では，この手の不登校が極めて多い．

Unit 3-9 精神障害と不登校・不適応
——誘因がはっきりしない

1 小児期における精神障害

　注意欠如多動症や自閉スペクトラム症は気分症群(抑うつ症群，双極症群)や不安症群などの精神障害のハイリスク児である．自閉スペクトラム症の易刺激性に対して，リスペリドンやアリピプラゾールの保険適用が認められているが，易刺激性とは小児の双極症(双極性障害)の主要症状(→ 📖『発達障害の臨床』Unit 2-19)である．

　傳田ら[1] によれば，小学生での気分症群(気分障害)の頻度はおよそ1%，中学生で2%という．神経発達症群がなくても精神障害は発症しうる．あらゆる精神障害で作業記憶が障害されるため，精神障害による作業記憶の乏しさが注意欠如多動症と誤診されたり，被害念慮が自閉スペクトラム症の対人障害と誤解されていることもよく経験している．これらの間違いに気がつくためには，詳細な聞き取りが必要である．成人と異なり，小児では精神障害の最初の症状から診断基準を満たすまでに長期間を要する(→ 📖『発達障害の臨床』Unit 2-19)ことをふまえて病歴聴取を行うことが大切である．

　Unit 1-3 に示したように，精神障害の症状は「わからない」のが特徴である．不登校では，誘因と原因を区別する必要がある(→ Unit 3-7)と述べたが，精神障害による不登校では誘因がはっきりしなかったり，誘因としてはあまりに弱かったりする．精神障害が原因であり，誘因が精神症状であることがその理由である．

　また，最初の症状から診断確定までに長期間かかることから，その間の経験不足の問題を補うことを忘れてはならない．当然，周囲とのトラブルが予測されるが，保護者に前もって告知しておき，トラブルが成長の道しるべであることを理解してもらう必要がある．

2 気分症群と不登校・不適応

　気分症群の詳細については 📖『発達障害の臨床』Unit 2-17 ～ 2-19，薬物療法の詳細については 📖『発達障害の臨床』Unit 6-12 ～ 6-21 にゆずる．神経発達症群の合併症としての気分症群の頻度は高いが，実例については『発達障害の臨床』の各項にゆずる．

　頻度は低いが，極めて高いIQ(おおむね125以上)が気分症群の原因となることがある．IQは潜在能力を示しているのであって，本人の行動能力や学力を示しているのではない．潜在能力(考えたこと)と行動能力や学力とのギャップが，どうにも解決できないストレスに

---

[1] 傳田律三. 小児のうつと不安—診断と治療の最前線—. 新興医学出版社，2006

なっていると考えれば，極めて高い IQ が気分症群の原因になり得るのがわかるだろう．

3 不安症群と不登校・不適応

社交不安症(社会不安障害)，全般不安症(全般性不安障害)ともに，不登校・不適応の原因になり得る．障害の詳細については 📖『発達障害の臨床』Unit 2-22 〜 2-23，薬物療法の詳細については 📖『発達障害の臨床』Unit 6-18 〜 6-22 にゆずる．全般不安症の症例は Unit 1-3 に提示した．

CASE 13

極めて高い IQ に伴って発症した抑うつエピソード(小学 4 年，男子)

乳幼児健診では異常を指摘されたことはない．小学校入学後の成績は優秀であったが，小学 2 年生の夏休み明けから，学校に行きたがらなくなった．理由は学校が面白くないからと答えていたという．小学 3 年に上がり保健室登校となり，近医を受診し，WISC-IV 知能検査では，FSIQ=136 (VCI=142，PRI=138，WMI=120，PSI=125) であった．ADHD 評価スケール(ADHD-Rating Scale：ADHD-RS)では不注意指標がカットオフ値をわずかに超え，多動衝動性は低かった．親面接式自閉スペクトラム症評定尺度テキスト改訂版(Parent-interview ASD Rating Scale-Text Revision：PARS-TR)はカットオフ値を超えていたため，注意欠如多動症，自閉スペクトラム症と診断され，アトモキセチンを処方されたが，頭痛や食欲不振の副作用が強く，継続できなかった[注]．この頃より「どうせ自分なんて」が口癖となり，保健室登校も難しくなった．食欲不振や不眠，早朝覚醒が認められるようになり，塞ぎ込んで自室から出てこなくなったため，知人の紹介で当科に来院した．

幼稚園からの報告書で，幼児期に神経発達症を思わせる症状がないことを確認したのち，📖『発達障害の臨床』Unit 2-17 の抑うつ状態の症状を本人と保護者にみせたところ，その通りであるとの確認を得た，笠原氏の小精神療法(→ 📖『発達障害の臨床』Unit 6-19 CASE 25 での精神療法)を行ったあとに，薬物療法を開始した．ジェイゾロフトを 25 mg からスタートして，漸増して 100 mg としたところ，初診から 2 か月の経過で，食欲不振，不眠，早朝覚醒がなくなり，家庭内では小学校入学当時と同様の生活が送れるようになった．さらに数か月後には，学級担任の家庭訪問も本人が対応できるようになった．この時点で，不注意症状がないこと，対人関係の問題がないことを確認して，注意欠如多動症，自閉スペクトラム症ではないことを確認し，本人と保護者にも告知した．

年度が変わってから，少しずつ登校を開始したが，周囲とのトラブル(周囲からはわがままにみえる)が出現した．保護者には，ギャングエイジ時代(→ Unit 2-10)に伴うトラブルで，順調に回復していることを告げ，本人には学級担任を通して，学級経営上の指導という形で指導を繰り返した．次第にトラブルは減少していった．

中学校入学後に，思春期が発来したことを確認して，本人および保護者に，薬物療法の減量中止を提案したが，本人の拒否が強く，減量中止は高校入学後となった．進路指導(→ 📖『発達障害の臨床』Unit 4-8)により，高等専門学校に進学し，安定したところで薬剤を減量中止できた．その後の再燃もなく，無事に就労している．

注：気分症群の症状である意欲の低下と不注意は区別がつきにくいことがある．精神薬理学の最も有名な教科書の著作で有名な Prof. Dr. Stahl SM は講演のなかで，うつ病の症状の一つとして，不注意をあげている．本症例の不注意にみえた症状は，うつ病の部分症状であり，注意欠如多動症ではないので，アトモキセチンによって副作用が著明であったのは当然といえよう．

CASE 14

社交不安症（社交不安障害）（中学1年，女子）

　幼児期から人見知りが強い子どもであったという．小学校入学時も学校に慣れるのに時間がかかった．成績は中の上で特に問題はなかった．小学4年時に，男子からあだ名でよばれるようになったことを契機として，仲のよい女子以外と話さなくなった．小学5年時の担任が男性で声が大きい人だったのがいやで，担任と話さなくなり，登校しぶりがみられた．小学6年時には担任が女性となり，登校しぶりはなくなったが，仲のよい女子以外と話さないのは続いた．中学校入学後に教科担任制になじめず，登校しぶりがみられた．夏休み明けからは，欠席がときおり認められるようになり，冬休み明けから全く登校しなくなった．家庭内では特に変わりはないが，外出をいやがるようになり，保護者が引きこもりになるのではないかと心配して受診につながった．小中学校を通じて，成績は良好であった．

　初診時には，父母と本人が来院した．なんとか診察室に入ってきたものの，一言も発せず，緊張した様子がみて取れた．経過を確認したあとに，本人と保護者に社交不安症の病気について説明をし，薬物療法で改善することを話した．保護者からは社交不安症の症状があてはまることが確認できたので，家庭内で問題なく行動できていることの証拠をみせて欲しい旨を話した．過去のきょうだいげんかをしているビデオがあって，家庭内ではごく普通に行動できていることを確認できた．

　エスシタロプラム 10 mg（夕1回）を開始することとした．本人と保護者に，薬物療法は，有効性が7〜8割であること，おおむね3か月後には効果判定ができることを話した．1か月後の再来では効果ははっきりしなかったが，2か月後には外出をいやがらなくなった．3か月後には，家庭訪問をした担任（女性）と会話ができるようになった．効果が明らかだとして，薬物療法を継続したところ，夏休み明けから保健室登校が可能となり，仲のよい友人と遊び始めたことを契機に教室にも入れるようになった．委員会活動などでは男子生徒と会話も可能となった．

　薬物療法開始1年後の再来にて，薬物療法の中止を本人と保護者に提案したが，本人がまだ自信がないとして，薬物療法の継続を希望したため，薬物療法の中止は，高校入学後となった．高校入学後に一過性に症状が増悪し，最終的な休薬は高校3年時となった．休薬後に症状の再燃がないことを1年間確認して，終診とした．

COLUMN 17　映像メディアの問題が不登校の臨床にもたらしたこと

　コロナウイルス感染症に伴うステイホーム後に不登校を主訴に来院する子どもが急増した．これらの子どもの1年後の様子を検討したところ，幼児期を含めた小学3年以下の子どもは全員が改善していた．ところが，小学4年以上の小学生で改善が得られたのは2/3，中学生では1/3であった．小学4年以上の子どもにおいて，予後を分ける因子を検討したところ，ステイホーム前の映像メディアの総曝露時間が2時間未満の子どもは，1例を除き改善が得られたが，2時間以上の子どもは全例で改善が得られていなかった（$p<0.01$ χ二乗検定）．

　この検討で統計学的な有意差が得られたのは，誘因がコロナウイルス感染症に伴うステイホームと条件がそろっていたためと考えられる．ちなみに，ステイホーム中には，ほぼ全例で睡眠習慣，映像メディアの問題が生じていたことを附記しておきたい．

参考
・横山浩之, 他. Covid19 のステイホーム後の不登校と睡眠. 第190回東北小児神経学研究会 2021.1.31

Unit 3-10

心理的諸問題と不登校・不適応
——各時期のキーパーソンの存在の重要性

1　心理発達課題と不登校・不適応

Unit 2-1 に示した心理発達課題（表1）のどこで失敗しても不登校・不適応が起こるといえる．不登校・不適応を考えるうえで特に強調したいのは，それぞれの時期の**キーパーソン**の存在である．

0歳児の課題である「アタッチメント形成」では，主たる養育者（primary caregiver，母親）であり，ジェンダーとしての母親である．これに対して1歳児の課題である「しつけの基本」では，ジェンダーとしての父親である．このことを日本小児心身医学会の創始者の一人である冨田和巳氏は，「0歳児は母親に守られないと生きていけない，1歳児は父親に躾けられないと人間になれない」と表現した．

海外留学の経験がある方ならすぐに理解してもらえると思うが，海外では，権利の主張と同時に自己責任という義務も生じる．これに対して，自己責任という義務を放棄して権利を

表1　心理発達課題と不登校・不適応

年齢	心理発達課題	重要な人物	心理発達課題の失敗
0歳	アタッチメント形成	母親（primary caregiver）	反応性アタッチメント症（Unit 3-1） 脱抑制型対人交流症（Unit 3-2） アタッチメント症（Unit 3-3） 映像メディア依存症（Unit 3-4）
1歳	しつけの基本	父親	反抗挑発症（Unit 3-12） 怠学型不登校など（Unit 3-15）
2歳	周囲の子どもと交わる	周囲の大人	
3歳半頃	自我の目覚め	同年代の子ども	学校不適応/不登校など（Unit 3-13） 小一プロブレム
4歳	簡単なルールの理解の目覚め		
5歳頃	一次反抗期	大人	
8歳頃	群れ（ギャングエイジ）	主として同年代の子ども	学校不適応/不登校など（Unit 3-14）
思春期前夜（10歳頃）	こころの黒板	大人（特に同性の保護者）	学校不適応/不登校など（Unit 3-15）
二次性徴出現後	自律と二次反抗期	親友とロールモデル	学校不適応/不登校など（Unit 3-16）
青年期（高校生以降）	人格（アイデンティティ）の形成	友人とパートナー	

主張しても，日本では認められる(仕方がないとされる)場合があり，これを冨田和巳氏は日本式民主主義[1]と呼んだ．

　本書でいうと，自己責任という義務の放棄は，1歳児の課題の破綻である．ルールを守らないことを望む子どもと，それを配慮と称して要求する保護者である．時には，保育者や教員が支援と称して心理発達的に好ましくない配慮を行ってしまっている場合も少なくない．卑近な例でいうと，神経発達症の診断がある子どもが，さぼって課題をやらないでいると，支援員や教員が代わりにやってくれたり，支援してくれたりする場合である．当然ながら，子どもはさぼることを学習してしまう．怠学を学習させた結果としての不登校・不適応は1歳児の課題からの再習得が必要であり，介入しても，効果が出るまでに時間がかかることになる．

COLUMN 18　日本式民主主義

　冨田和巳氏によれば，いじめ・不登校は日本の文化土壌による部分があるという〔『小児心身医学の実践』(診断と治療社，2014)の第6章を参照されたい〕．また，物事には二面性があることを無視していることが，様々な問題を引き起こしているともいう．

　筆者の理解では，「区別を認めない・否定する」方々の存在があげられる．知能検査などの結果を利用しない・できない方々(教育系を含む)である．令和の時代になっても，就学時健診がただの身体面の健康診断のみとなっている自治体が多数見受けられる．結果として，ボーダーラインないし軽度的の知的発達症の子どもが発見されずに，学習不振が進み，小学校高学年になってから学習不振を伴う各種の不適応(→ Unit 3-9)を呈して，はじめて発見される．このような地域では，神経発達症の診断がついている子どもが自動的に特別支援学級に振り分けられる差別が起こっていたりもする．

　「区別を認めない・否定する」背景には，周囲と同じことを尊ぶ日本人の国民性がある．このことを冨田和巳氏が『子どもたちの警告～不登校・いじめは日本の文化』(法政出版，1996)で提起したと，筆者は理解している．実際，小学校では「区別をしない」対応が行われる一方で，中学校以降は成績をはじめとして能力差が，学校生活上大きな意味をもつ．これに耐えられない子どもを，「中1ギャップ」とよぶ向きもある．この現象は海外ではあり得ない．なぜなら，海外の先進国では，おおむね小学4年生以降は，将来の就労に向けた進路別のカリキュラム/体制が構築されているからである．

　冨田和巳氏は，このほかに物事の二面性を認めない[2]ことも，日本の特徴と述べている．たとえば，日本人の勤勉さという国民性は，区別を認めない平等主義とあいまって，日本の近代化を他国にみられないスピードで達成し，物質的に極めて恵まれた環境(物質文明)を提供した．物質文明による豊かさは，飢えや貧困からの脱出を意味するよさもある一方で，快適な環境が肉体的・精神的弱さを生じさせているという悪さもしているという．氏の記載を読んで，マザーテレサが日本を訪れたときに，「ここにあるのは貧困ではなく怠惰と孤独だ」と話したことを筆者は思い出した．物事の二面性を認めないことからくる，孤独である．

　このほかにも，氏は，いじめにおいても，いじめる側が悪いとしながらも，いじめられる側にも誘因がある[3]ことを述べている．筆者自身はずっといじめられっ子であったが，確かに，「長い物には巻かれろ」が著しく下手であった．

---

[1] 冨田和巳．子どもたちの警告～不登校・いじめは日本の文化．法政出版，1996，pp.10-45
[2] 冨田和巳．子どもたちの警告～不登校・いじめは日本の文化．法政出版，1996，pp.91-93
[3] 冨田和巳．小児心療内科読本．医学書院，2006

> Unit 3　心理発達課題からの逸脱で何が起こるか

Unit 3-11 アタッチメント形成と 不登校・不適応
——RAD/DSED から発達性トラウマ障害へ

1　アタッチメント形成が不十分で起こる不登校・不適応

　　最も定型的な問題は，DSM-5-TR で定義された反応性アタッチメント症 / 反応性愛着障害（RAD，→ Unit 3-1），脱抑制型対人交流症 / 脱抑制型対人交流障害（DSED，→ Unit 3-2）である．RAD や DSED の定義を一部満たさない例は，Zeanah らによるアタッチメント症（→ Unit 3-3）といえる．これらより，一見軽微なアタッチメント形成の問題のようにみえ，症状の発現も遅いが，重大な問題を呈するのが，映像メディアの問題と嗜虐（→ Unit 3-4）であり，その根拠についてもふれた．

　　これらの子どもが放置され，不適切な養育状態に長年さらされることにより，心的外傷後ストレス症（PTSD）の診断基準を満たさないにもかかわらず，PTSD と同様あるいはより重篤な症状を示すことがあり，van der Kolk らは，発達性トラウマ障害（developmental trauma disorder：DTD）の概念を提唱した．暫定的な診断基準を表 1 に記した．

　　DTD はその臨床像が多彩であることと同時に，ひとりの子どもが発達に伴い複数の診断カテゴリーを渡り歩く（heterotypic continuity）を示すことが特徴の一つである．幼児期には，RAD / DSED，あるいはアタッチメント症に始まり，学童期には，注意欠如多動症に類似した多動・衝動性と行動障害を経て，思春期以降には，非行や，解離性同一症，そして気分症群や薬物依存といった各種の精神障害への移行がみられる．

　　大変困ったことに，これらに対してガイドラインといえるような介入方法は示されていないし，介入による中長期予後もあまりない．筆者が 10 数年経過をみた症例で行ってきた介入とその予後については，Unit 4 で示した．ここから考えられるのは，DTD は有効な介入を受けなかった / 有害な介入を受けた結果だと考えている．

表 1　発達性トラウマ障害の暫定的な診断基準

A　曝露 子どもあるいは青少年が，子どもあるいは思春期に始まる，少なくとも 1 年にわたって，以下に示す複数の長期にわたる有害事象を経験または目撃している **A1** 繰り返される深刻な対人暴力を直接経験あるいは目撃する **A2** 最も大切な養育者の度重なる変更，度重なる離別，あるいは重度で持続的な精神的な虐待の結果として，保護的な養育が破綻している
B　情動調節と身体機能制御の困難さ 定型発達相応の覚醒制御能力の低下で，少なくとも以下の 2 項目を満たす **B1** 長期間にわたるかんしゃくや動けなくなることを含む，極端な感情状態（例：恐怖，怒り，恥ずかしさ

（次ページにつづく）

など)を調整したり，耐容したり，そこから回復したりできない

B2 身体機能の調節不全(例：睡眠，食事，排泄の持続的な障害，接触や音に対する過剰あるいは過少反応，日常生活の切り替えができない)

B3 感覚，感情，体調への気づきの低下あるいは解離

B4 感情や体調についての表現がうまくできない

C 注意および行動制御の困難さ

定型発達相応の注意の持続，学習，ストレスへの対処能力の欠陥で，少なくとも以下の3項目を満たす

C1 安全や危険の手がかりを取り間違えることを含む，脅威へのとらわれや脅威を認識する能力の障害

C2 自暴自棄やスリル追及を含む，自己防衛機能の障害

C3 自分を落ち着かせようとする，順応性に欠けた試み(体を揺するなどの律動的な動きや強迫的な自慰行為)

C4 習慣的な(意図的あるいは無意識の)，反応的な自傷行為

C5 目標に向けた行動を開始または維持できない

D 自己と関係性の困難さ

定型発達相応の自我意識，周囲との関係性の欠陥で，少なくとも以下の3項目を満たす

D1 養育者やほかの愛する人(早熟な世話焼きを含む)の安全に対して強くこだわったり，それらを分離したのちの再会に耐えられない

D2 自己嫌悪，無力感，無価値観，無能感，欠陥などを含む，持続的で否定的な自己意識

D3 密接な関係がある大人や仲間への極端で持続的な不信感，反抗，相互交流の欠如

D4 仲間や養育者やほかの大人に対する，反射的な身体的・言語的暴力

D5 (性的あるいは肉体的な親密さに限定しない)親密な接触をもとうとする不適切な(過剰あるいは見境がない)試み，あるいは安全と安心を得るため仲間や大人に過度に依存する

D6 他者の苦痛の表現に対して，思いやったり，耐えられなかったり，過剰に反応したりすることによって証明される，共感(empathy)の喚起を制御する能力の欠如

E 心的外傷後ストレス症に相応する症状

PTSDの3症状群(**B**，**C**，**D**)のうち少なくとも二つ以上の各群において一つ以上の項目に該当する症状を呈する

　　訳者注：この記載は，DSM-IV-TRの診断基準を想定して書かれている．DSM-5-TRでいうと，**B**，**C**と**D**，**E**の3群に相当する

F 障害(上記基準の**B**，**C**，**D**，および**E**の症状)の継続期間が少なくとも6か月以上

G 機能障害

この障害が，以下に示す領域の二つ以上の機能に臨床的に意味のある苦痛や機能不全を引き起こしている

・学業：成績不振，欠席，懲戒上の問題，中退，学位／資格の未履修，学校関係者との対立，神経学的またはその他の要因では説明できない学習の困難さや知性の障害

・家族：対立，回避／消極性，逃亡，無関心と精神的な親代わりの代替え，家族を身体的または精神的に傷つけようとする試み，家族内での責任の不履行

・仲間：孤立，常軌を逸した関係性，持続的な身体的または感情的な対立，回避／消極性，暴力または危険な行為への関与，年齢不相応な関係性または交流スタイル

・法的逸脱：逮捕／再犯，拘禁，有罪判決，投獄，保護観察またはその他の裁判所命令への違反，ますます重篤化する犯罪，他人に対する犯罪，法律または従来の道徳基準の無視または軽蔑

・健康：怪我や変性では十分に説明できない，身体的な病気あるいは問題で，消化器，神経(転換症状や痛覚脱出を含む)，性，免疫，循環器，固有受容器，感覚系，重度の頭痛(片頭痛を含む)，または慢性的な痛みや疲労を含む

・職業(青年では，雇用やボランティア活動，職業訓練を求める／紹介されることを含む)：仕事／職業への無関心，仕事に就いたり維持したりできない，同僚や上司との絶え間ない対立，能力に相応しい雇用にならない，期待されるべき昇進に失敗する

〔van der Kolk BA, et al. PROPOSAL TO INCLUDE A DEVELOPMENTAL TRAUMA DISORDER DIAGNOSIS FOR CHILDREN AND ADOLESCENTS IN DSM-V. 2009〕

Unit 3-12 しつけの基本と不登校・不適応
——反抗挑発症の原因になり得る

1 しつけの基本（1歳児の課題）の失敗とは

　しつけの基本（1歳児の課題）とは，「信頼している大人にいわれたら従う」ことと記した（→ Unit 2-4）．当然ながら，この課題の失敗は，信頼している（とみなされる）大人にいわれても従えないことである．

　当然ながら，発達は順序に従う（→ Unit 1-1）．0歳児の課題であるアタッチメント形成に失敗した子どもは，当然，この課題も誤習得することになる．このような場合には，いずれ反抗挑発症（反抗挑戦性障害）へと進展していく．反抗挑発症の定義を**表1**に示す．

表1　反抗挑発症（反抗挑戦性障害）の定義

A　怒りっぽい / いらいらした気分，口論を好む / 挑発的な行動，または執念深さなどの行動パターンが少なくとも6か月間持続し，以下のカテゴリーのいずれかから少なくとも4項目以上の症状が，兄弟姉妹以外の少なくともひとりとのやりとりで示される

　怒りっぽい / いらいらした気分
　1. しばしばかんしゃくを起こす
　2. しばしば神経過敏だったり，いらいらしやすい
　3. しばしば怒り，腹を立てる
　口論を好む / 挑発的な行動
　4. 権威ある人や，子どもや青少年にとっては大人と，しばしば口論をする
　5. 権威ある人からの要求，または規則に従うことに，しばしば積極的に反抗したり，拒否したりする
　6. しばしば故意に他人を困らせる
　7. 自分の間違いや間違った行動をしばしば他人のせいにする
　執念深さ
　8. 過去6か月以内に少なくとも2回，意地悪だったりや執念深かったりした
　※上記の行動の持続性・頻度によって，正常範囲内か病的と考えるかを判断する．5歳未満の子どもでは，特に断りがない限り，少なくとも6か月間，ほとんどの日にその行動が認められる（基準A8）．5歳以上の場合には，少なくとも6か月間，少なくとも週1回，その行動が認められる．これらの頻度の基準は，症状を定義する各種の最小限の頻度に関する指針を示しているが，行動の頻度や強さが，本人の発達段階，性別，文化にとって正常範囲から逸脱しているかどうかといった，他の要因を検討しなければならない

B　上述の行動障害は，本人の身近な社会的状況（例：家族，仲間，職場の同僚）で，本人や周囲の人の苦痛と関連しているか，または社会的，教育的，職業的，またはその他の重要な領域の機能に悪影響を及ぼしている

C　上述の行動障害は精神病性障害，薬物使用症，抑うつ症，双極症の経過中にのみ起こるものではない．また，重篤気分調節症の基準は満たさない

〔American Psychiatric Association. Diagnostic and Statistical Manual of Mental Disorders, Text Revision Dsm-5-tr. AM PSYCHIATRIC ASSOCIATION PUB, 2022 より筆者和訳〕

2 0歳児の課題「アタッチメント形成」の獲得にはとりあえず成功したが，1歳児の課題に失敗している場合

　0歳児の課題に失敗していないので，無条件に人を信用する能力は獲得しているものの，その人のいうことを受け入れることはしないということになる．

　一つの可能性としては，「イヤイヤ期」の対応の失敗があげられる．日常臨床でも，映像メディアの問題による行動異常に対して，介入したあとにこのパターンに出会う．このような場合，保護者は映像メディアの制限で子どもの行動が改善したのに，また悪くなったと誤解する（→ Unit 3-3 CASE 10）ことが多い．

　「イヤイヤ期」の対応に保護者が失敗したとしても，保育所・こども園などで集団生活を送っており，保育所・こども園が適切に保育・幼児教育を行っていれば，「イヤイヤ期」は次第に改善する．なぜなら，集団生活では，集団統率が大切であり，ペアレントトレーニング技法が必須であるからだ．逆にいうと，不適切な保育・幼児教育であると，子どもの行動異常が悪化することを意味する（→ 📖『発達障害の臨床』Unit 3-6）．

　もう一つの可能性は，保護者による溺愛・放任のパターンである．冨田和巳氏がいう日本式民主主義の欠点があらわになった（→ Unit 3-10 COLUMN 18）ともいえる．

　集団生活（保育所，幼稚園，こども園，小学校など）ではやりたい放題である一方，保護者の前ではお利口さんにしているという場合があげられる．家庭内でイヤイヤ期の対応に失敗し，anxious-avoidant insecure attachment（不安で逃避的な，不安定なアタッチメント，→ Unit 2-2）を再獲得してしまうと，子どもは保護者も含めた周囲の人たちを自分の利益のために利用する．保護者による溺愛があるので，子どもはよい子を演じて家庭内で自分の要求を通す一方で，放任を利用して，集団生活で自分のわがままを通そうとする．このパターンの子どもは家庭ではよい子なので，集団生活で問題があることを保護者が認識しにくい．保育参観，授業参観などでは，よい子としてふるまうからだ．集団生活での傍若無人ぶりを隠しカメラなどで記録して，保護者が慌てふためくことも多いが，肖像権の侵害だなどといい，子どもの行動異常を圧倒的な証拠があっても認めないこともある．

　ちなみに，溺愛・放任パターンによる「1歳児の課題」の習得失敗と「アタッチメント症：安全基地の歪み」（attachment disorder, secure base distortions）との違いは，前者では集団生活のもとのみで，後者では保護者のもとでも行動異常が認められる点である．

CASE 15

「1歳児の課題」習得失敗による行動異常（9歳，男子）

　母親が40歳まぎわになってから生まれたひとりっ子．幼稚園に4歳児クラスのときに，まだおむつがはずれていないまま入園した．集団のルールを全く守らず，自分に都合のよいときだけ，活動に参加する．保育参観のときには，幼稚園教諭の指示に従う．お遊戯会などでも，練習に全く参加しないが，当日だけは周囲をまねして参加していた．就学時健診の際には，保護者から別れて別室での集団式知能検査に全く参加せず，特別支援学級への入級を打診されるが保護者が拒否した．

104　Unit 3　心理発達課題からの逸脱で何が起こるか

小学校では授業に全く参加せず，校内を徘徊した．保護者が参観しているときには，おとなしくしているため，保護者は学校側による本人の様子の説明を受け入れられなかった．単元テストなどは，家庭への宿題にしていたが，その成績は良好であった．

小学3年となり，周囲の子どもたちがギャングエイジ（→ Unit 2-10）に入ったため，本人を無視して行動するようになった．これに怒った本人が周囲に他害するようになった．本人は周囲にいじめられていると保護者に言い立て，保護者が学校側に怒りを爆発させたため，困った学校側が筆者に援助を求めた．

クラスにビデオカメラを設置し，録画しっぱなしにすることを提案した．当然ながら，本人がクラスメイトに他害する様子が何回も録画され，それを保護者にみせたうえで，本人のいじめに関する緊急保護者会を開催させた．いじめられた子どもの保護者からのたくさんの苦情に本人の保護者は，困惑・混乱したが，これらの荒療治によって，保護者の学校側への態度が軟化しはじめた．

家庭訪問（これまでは拒否されていた）により，家庭内ではたくさんのおもちゃに囲まれ，本人が母親をあごで使う姿が認められた．父親もそれをたしなめないことがわかった．学校での行動異常に対して，保護者が叱責すると，子どもが保護者に対して暴力をふるうようになった．次第に，家庭内で保護者が生活に必要なルールをしつけようとすると，暴言・暴力が増加した．困りはてた保護者は，児童相談所や少年鑑別所，警察に相談するようになった．

児童相談所の指導で，保護者に対する暴力が著しいときには，警察に通報し，児童相談所が対応方針を決定することとなった．結果として，本人は児童相談所に一時保護されることとなった．

保護司に対しても暴言・暴力が止まらず，自分のやりたいことができないと騒ぎまくることが続いた．1か月たっても状況が改善しないことから，児童心理治療施設への措置となった．

施設での生活に，最初は一時保護と同様の行動を繰り返していたが，次第に施設での生活に慣れ，施設での行動異常は減少した．しかしながら，外泊のたびに元の木阿弥になることが続いたことから，学校側の勧めで，当科を受診することになった．

まずは外泊がスムーズになるように，家庭内を，施設と同様に整理整頓された環境になるようにしむけた．外泊に向けて，施設で予定表と宿題（家庭内でのお手伝い）を本人の希望をいれて作成し，保護者が評価して，施設に返すようにした．たくさんのおもちゃがなくなっていることに，本人は激怒し保護者への暴力をふるったため外泊が中断される体験を繰り返したところ，あきらめることを覚え，次第に予定表と宿題をこなすようになった．本人の努力を確実にほめるように，保護者を指導したのもよかったようだ．

施設入所から2年の経過で，外泊を安定してこなせるようになり，中学校入学時に退所することとなった．まだまだソーシャルスキル等の訓練が必要であると考え，特別支援学級（情緒）にて，個別指導を中心としたカリキュラムを策定してもらった．

特別支援学級での行動は大きな問題はなかったが，交流学級では授業に参加しなかったり，周囲をからかったり，弱い者いじめをしたりといった問題が生じた．心理発達的に，小学校における集団生活の経験が足りないためと考えられたため，保護者の協力を得て，School-implemented School-home intervention（→ Unit 4-2）を自立活動として実施したところ，おおむね2年の経過で各種の問題が軽快した．

中学校卒業後に親元を離れ，寄宿舎付きの高等学校に入学した．カリキュラムの一環として，地域でのボランティア活動や酪農などの作業学習に従事した．卒業後に，高等学校近辺の地方公務員として働き始め，1年後に終診とした．保護者との関係性は必ずしもよくないが，中高時代の恩師との交流が続いていると聞いている．

Unit 3-12　しつけの基本と不登校・不適応——反抗挑発症の原因になり得る　105

Unit 3　心理発達課題からの逸脱で何が起こるか

Unit 3-13 自我の目覚め，一次反抗期と不登校・不適応
——ペアレントトレーニング技法を使いこなそう

1　自我の目覚め（3歳児の課題）・一次反抗期（5歳児の課題）の失敗とは

　自我の目覚めあるいは**一次反抗期**の対応に失敗するとは，ペアレントトレーニング技法（→ Unit 2-6，2-7）の逆の対応を保護者や支援者がしてしまうことによって起こる．

　自我の目覚めの時期にせよ，**一次反抗期**にせよ，子どもの自己主張が極端に増える．周囲の大人の視点では，今まで素直にいうことに従っていた子どもが，いうことに従わなくなった変貌である．この変貌を是正しようと指導するため，「減らしたい行動」に対して相手をすることになり，「減らしたい行動」が強化されてしまう．結果として，大人からみると，わがまま放題になっていく．

　このような場合に，「（夜遅くまで）ずっと遊んでいたい」子どもの要求に，保護者が負けてしまうと，遅寝の習慣がついてしまう．そうなると，朝起きない，不機嫌といった具合に，不適応が増加してしまう．さらに，睡眠覚醒リズムの崩れや睡眠時間の少なさが，易刺激性，易怒性，記憶・学習能力の低下のなどの異常を惹起する（→ 📖『**発達障害の臨床**』Unit 3-2）．

　また，映像メディアの過剰曝露の問題を生じると，心理学的な退行が起こり，せっかく習得したはずの心理発達課題を改めて誤習得し，アタッチメント症（→ Unit 3-3）や依存症（→ Unit 3-4）などの問題を生じていくこともある．

　以上のように，対応が遅れれば遅れるほど，行動異常が悪化していく．最悪の場合には，反抗挑発症（→ Unit 3-12），そして素行症へと破壊的な行動障害の進展（disruptive behavior disorders：DBD，→ Unit 1-8）につながる．

2　自我の目覚め（3歳児の課題）の失敗への対応

　いつ失敗に気がつかれ，対応を開始したかで，対応の難易度が大きく異なる．

　小学校入学前に相談を受けた症例では，「小学校に入るまでにできてほしいこと（→ 📖『発達障害の臨床』Unit 3-1）」の重要性を指導したうえで，ペアレントトレーニング技法（→ 📖『発達障害の臨床』Unit 3-8，5-1）を紹介して実践してもらえば，数か月の経過で行動が改善し始める．支援者にもペアレントトレーニング技法を利用してもらうとより効率的である．たいていの場合，4歳児の課題である「ルールを理解して行動する（→ Unit 2-8）」の再習得過程が始まる．そうするとルールを守ることを周囲に強制したり，周りに注意をしたりするが，家庭では笑ってほめ，集団生活では「いい子は静かにがんばるよね」

といった声がけをすればよい．

　もしも，小学校入学前に相談を受けているにもかかわらず，改善が認められない場合には，先に述べた睡眠覚醒リズムや映像メディアの過剰曝露の問題があるか，ペアレントトレーニング技法の実施がうまくいっていない場合が考えられる．

　小学校入学後に相談を受けたケースでは，一次反抗期（5歳児の課題）の誤習得も起こっているので，簡単な趣旨説明を理解できないという問題が積み重なっている．当然ながら，小学校の集団生活に適応できないことが増えていく．「好きな授業時間は授業に参加するが，そうでない時間は立ち歩いたり，授業を妨害したりする」「給食当番，掃除当番といった係活動に参加しない」などの行動が認められる．

　睡眠覚醒リズムや映像メディアの過剰曝露の問題があると，さらに事態は悪化し，見え透いた嘘をついたり，自分が悪くても他人のせいにしたりといった（＝否認）行動が認められ，周囲に暴力をふるう，学校から飛び出すといった脱抑制型の行動が目立つようになる．家庭で好きなことをすることを選んで，怠学型の不登校がとなることもよくある．

　このように行動異常が悪化した場合に，どのように対応しているかは，Unit 4 でふれたい．なお，このような症例では，ADHD評価スケール（ADHD-Rating Scale：ADHD-RS），親面接式自閉スペクトラム症評定尺度（Parent-Interview ASD Rating Scale-Text Revision：PARS-TR）ともに高値をとる（→ Unit 3-1，3-2，→ 📖『発達障害の臨床』Unit 1-7）．環境要因による行動異常であるので，ADHD治療薬は効果がないし，自閉スペクトラム症の対応も効果がない．それにもかかわらず，注意欠如多動症，自閉スペクトラム症の合併と誤診断され，行動異常が激化している症例をよくみかける．

3 　一次反抗期（5歳児の課題）の失敗への対応

　自我の目覚めの課題を正しく習得したものの，一次反抗期の課題を誤習得した場合は，「簡単な趣旨説明を理解できない」という問題を生じている．家庭では対応を修正する必要があるが，その詳細は，Unit 2-9 に記した．一方，小学校などの子ども集団においては，集団生活のなかで周囲が趣旨説明に従って行動してほめられる（得をする）様子をみて，自分もその真似をしてほめられる（得をする）経験が何より大切である．集団を意識したペアレントトレーニング技法（→ 📖『発達障害の臨床』Unit 5-2，5-3）を用いることで改善できる．

　ところが，上記の技法には一つだけ大きな欠点がある．それは，周囲が趣旨説明に従っていない場合である．入学当初の新1年児童では，保育所・幼稚園と異なる小学校のルールを知らないために不適切な行動をとるが，おおむねゴールデンウィーク明けには学校生活に慣れ，教員のいっせい指示に従って授業が成立するようになる．「小1プロブレム」とは，各種の行動異常や学級不適応を呈する児童により，クラス全体の授業が成立しない状況に陥ることをいう．千葉大学名誉教授の明石要一氏の講演によれば，個別配慮を要する子ども（≒趣旨説明を理解できない子ども）がクラスの2割を超えると「小1プロブレム」の原因になるという．筆者の学校訪問の経験でも，明石氏の意見に強く同意できる．このような場合には，クラス担任ひとりの努力では解決が難しい．

Unit 3-13　自我の目覚め，一次反抗期と不登校・不適応——ペアレントトレーニング技法を使いこなそう　107

COLUMN 19　0・1歳児の課題と自我の目覚め以降の問題の見分けかた

　0・1歳児(アタッチメント形成等)の失敗と自我の目覚め以降の失敗とは，対応策がだいぶ異なる．なぜなら1歳児の課題は「信頼している大人にいわれたら従うこと」であるので，これができなかったら，一般的な教育的対応(生徒指導)が成り立たず，強力な個別支援を要するからだ．

　したがって，これらの見分けが必要になるが，Melanie Klein が提唱した原始的防衛機制を知ることが大切である．原始的防衛機制とは，自我が未成熟な時期に用いる防衛機制である．自我が未成熟なので，自己と他人の区別が不十分な発想が中心となる．下記に示す防衛機制を示す行動が増えれば，0・1歳児の課題の失敗あるいは退行を考慮する必要がある．

① 分裂(splitting)

　対象や自己について，よい考えと悪い考えを別物と認知する．対象や自己のよい考えが，悪い側面によって汚染，破壊されると考え，両者を別物と考える．

　例 母親に不快なことをされたときに，目の前にいるのは悪い母親であり，よい母親は別に存在すると考える．被虐待児が虐待者に懐くなど．

② 投影性同一視(projective identification)

　自己の気持ち(の一部)を対象に投影し，さらに，その対象との関係で，投影された一部を操作しようとする．自己の願望を対象に投射し，それを対象側のものと認識して，それに対応しようとする．

　例 自己嫌悪を感じている患者が，その自己嫌悪を誰かに向け，その人に対して「あなたは自分勝手だ」と非難する．よって，その人は実際にその患者に対して憎しみや怒りを感じるようになる．

③ 否認(denial)

　不安や苦痛に結びついた現実を否定し，目をそらして認めない．現実歪曲ともいえる．

　例 約束したのを忘れたときに，「そんな約束はしていない」といい張る．

④ 原始的理想化(primitive idealization)

　ある対象をすべてよいものとみなし，悪い部分や劣った部分を否認する．

　例 あばたもえくぼ

⑤ 価値切り下げ(devaluation)

　理想化が崩れたときに，その対象に対して激しい怒りを感じ，ただちに無価値だと過小評価をする．期待に応えない対象に対する報復ともいえる．

　例 友だちが遊んでくれなかったときに，その友だちのよくないことがらをあげつらい「遊べなくてよかった」と思い込む．

⑥ 躁的防衛(manic defense)

　精神的苦痛から逃れるために現実を否定し，無理に元気を出して活動的になる．万能感的支配を強化し，現実を否認する．

　例 依存対象を支配したり，軽蔑したりする．

参考
・前田重治. 図説臨床精神分析学. 誠信書房, 1985
・前田重治. 続図説臨床精神分析学. 誠信書房, 1994
・ヒンシェルウッド RD. クライン派用語事典. 誠信書房, 2014

CASE 16

「自我の目覚め」の課題習得失敗による行動異常（6歳，男子）

年中児相談事業（5歳児健診）にて，落ち着きのなさを指摘され，教育相談を受けるように勧められていた．年長児になり，落ち着きのなさ，他害，興奮が一層悪化したため，特別支援学級への入学を勧められ，来院した．

家庭内での困りごとは，いくらいって聞かせても，いうことをきかないことで，2歳下の弟とのきょうだいげんかも絶えず，叩いて泣かすことが多いとのことであった．

教育相談で行われた WISC-IV 知能検査では，FSIQ = 81 とボーダーライン域にあったが，下位群の群間差はなかった．

就寝は午後10時過ぎで，映像メディア曝露時間は長く，食事中も YouTube がつきっぱなしであった．睡眠衛生指導を行ったうえ睡眠票を記載してもらったところ，入眠困難と途中覚醒が認められた．

> **処方** リスペリドン（リスパダール®）0.3 mg（夕1回投与）

途中覚醒が認められることから，メラトニンではなく，リスペリドンの服用を開始したところ，入眠困難および途中覚醒はおおむね2か月の経過で改善が認められた．この間，ペアレントトレーニング技法の紹介を行い，いって聞かせてもわからない年齢であることを保護者と保育者に理解してもらったところ，他害を含む行動異常は減少傾向となった．同時に，ルールを守ることを周囲に強要する行動が保育所で認められるようになった．このことは，薬物療法と心理的介入により，4歳児の課題（→ Unit 2-8）の再習得が始まったと考えられ，保護者と保育者に，一次反抗期がくることを予告し，対応策を提示した．

教育相談では特別支援学級（情緒）判断となったことから，特別支援学級に入学となった．一次反抗期対策を続行してもらったところ，行動異常は減少し，交流学級での学習も可能となった．学習面でも，標準学力検査でも，学年相応の結果が得られ，小学3年から通常学級へと転籍した．

この間，薬物療法の増量は不要であったことから，小学4年の夏から中止としたが，睡眠は安定していた．最終診断は，自我の目覚め（3歳児の課題）の失敗ならびに睡眠障害である．

COLUMN 20　小1プロブレムへの対応

小1プロブレムの原因は，趣旨説明を理解できない子どもが多い（一次反抗期を乗り越えていない）ことが理由なので，対策は「趣旨説明しないこと」だ．小学校の先生方はどうしても説明したくなるようだ．単純なルールを設定し，守っている子どもを確実に，相手をすることがよい．「たいへんよくできました」のスタンプを補助員にもわたして，**お利口さんが先生に相手をしてもらえる**ことを子どもたちに体験させることが必要だ．

もう一つ大切なことは，子どもに何もしていない時間を作らせないことだ．教育技術の法則化運動でいう「空白禁止の原則」である．小1プロブレムの子どもたちは，暇があると騒ぎ始める．必ず何らかの作業をさせ続けて，「たいへんよくできました」のスタンプでほめ続けることから始めてほしい．

最後に，最も大変な子どもは放置でよいという方針を提案したい．周囲の子どもが最も大変な子どもに引きずられなくなると，やっとその子どももまずいと気が付くからだ．

Unit 3　心理発達課題からの逸脱で何が起こるか

Unit 3-14

群れ（ギャングエイジ）と 不登校・不適応
——折り合うことを学ばせるために

1　ギャングエイジの課題への失敗

　ギャングエイジは，周りと同じであることに価値を感じる日本独自の国民性によって生じる課題（→ Unit 2-10）で，集団の意見が優先される時期である．課題を習得できると，集団の意見と個人の意見とを折り合えるようになる．

　「ギャングエイジ」の課題を誤習得してしまうのは，様々な要因があり得る．

① 子どもがギャングエイジ以前の課題を誤習得しており，自分の欲求に基づいて行動してしまい，周囲から相手にされなくなる．

② 保護者や教員から「よい子」でいることを強要された結果として，周囲から孤立してしまい，集団の意見と折り合える機会が奪われる．

③ 保護者や教員が，子どもが集団の意見を優先しているのを，悪いこととみなして，虐待的な扱いをしてしまい，反抗挑発症（反抗挑戦性障害）（→ Unit 3-12）を招いてしまう．

　①〜③のどれであっても，周囲が「ギャングエイジ」の課題を習得する小学校高学年になると，様々な不適応を生じることになる．気をつけたいのは，「ギャングエイジ」の課題の失敗によって，周囲が本人の相手をしないことを，本人や家族が「いじめ」と認識している場合があることだ．ギャングエイジの子どもたちは，自分の仲間以外は拒絶するので，無理に仲間に入ってこようとする本人に対して，力で排除することもある．ギャングエイジ時代の子どもたちは，自分に都合の悪いことは大人にいわない．よって，保護者や教員がギャングエイジの心理発達について理解がないと，実態を把握できず，保護者や教員が本人のいい分に惑わされたり，利用されたりする．

　「ギャングエイジ」の課題の誤習得によって，症状が出始める時期は，Piaget がいう形式的操作の芽生えが始まる時期である．このことが医師や心理士を含む専門職による本人の状況把握に悪影響を及ぼすこともある．たとえば，最近ではインターネットに様々な病気や症状が掲載されているので，その症状を訴えることがあげられる．心的外傷後ストレス症（→ Unit 3-6）の症状を強く訴えるが，けろっとしていて，具体的にどんなことが起こっているのかを聞くとしどろもどろになるので，詐病であるとわかる場合もある．保護者が本人と共依存の状況になっていると，専門職の説明を理解しようとせずに，トラブルに発展することさえある．

2 ギャングエイジの課題への失敗に対する対処方針

専門職のもとを訪れる頃には，不登校になっていることも多い．この場合，よくあるのは「いじめ」がもとで不登校になったという主訴で来院することだ．学校側からの情報でギャングエイジを無視した対応（個別指導で子どもが周囲からえこひいきと思われる；→ 📖『発達障害の臨床』Unit 5-2）を行っていた事実から，ギャングエイジの誤習得であることがわかることも多い．

「いじめ」を主訴として来院した場合には，不登校の誘因と原因は異なる（→ Unit 3-7）ことを説明して，原因探しをするための情報収集を依頼することから始める．この意味では神経発達症の臨床と同じ（→ 📖『発達障害の臨床』Unit 1-2）である．

一般的にいって，不登校に対してむやみに登校刺激をせずに，原因に対する解決策を行ってから徐々に登校刺激をかけるが，「ギャングエイジ」の課題の誤習得による不登校では，集団の意見と本人の意見の折り合いをつけることを学ばせる必要があるため，登校してもらって，集団参加の機会を得ることが治療的介入の一つとなる．よって，「ギャングエイジ」の課題について，保護者と担任に十分に理解してもらった後に，登校刺激をかけることになる．正直にいえば，ギャングエイジ時代について，時間をかけて保護者の理解を得ていくことが何より大切である．なぜなら，ギャングエイジの友人関係が，ともすると「いじめ・いじめられ」の関係であることがあたりまえであることを保護者に理解してもらう必要があり，「いじめ」のために子どもが不登校に陥ったという被害者意識を捨ててもらうことが必要となるからだ．保護者が「いじめ」のために子どもが不登校に陥ったと考えれば，「自分の子育てが悪いために不登校になったわけではない」という防衛機制（投影や合理化）を働かせることができ，保護者自身の心理的安定が図れるので，それを捨てさせるのには時間もかかるし，なかなか理解が進まないのである．

筆者は，「ギャングエイジ」の課題の失敗が不登校の原因であると何回か説明し，不登校中の行動特性がギャングエイジそのものであることを保護者に納得させたうえで，保護者の「登校させたい」という気持ちを利用して，登校刺激をかけている．具体的には，学校側に行事予定を機械的に伝えてもらい，楽しい行事（遠足など）に参加させるところから始める．当初は楽しい行事のみの参加であるが，次第にその練習や事前学習に参加させるといった具合である．家庭内で料理の練習をさせ，家庭科の実習に参加させるのもよい．このような過程を経るうちに，楽しい行事に参加するために，折り合うことを学習していける．保護者には「失敗を直せる子どもがすばらしい」ことを，何度となく指導していくことが必要であることを付け加えておきたい．

Unit 3-14　群れ（ギャングエイジ）と不登校・不適応──折り合うことを学ばせるために　111

CASE 17

「ギャングエイジ」の課題習得失敗による不登校（10歳，女子）

　乳幼児健診等で問題を指摘されたことはない．どちらかというと生真面目な性格で，幼稚園時代はみんなのお手本としてほめられていた．小学校に入ってからの成績は優秀であった．

　小学3年になって，それまで親しかった同性の友人とけんかが絶えなくなった．本人によれば，周りから仲間はずれにされるようになったという．仕方がないので，幼なじみの男の子と遊ぶことが増えた．次第に，幼なじみの男の子と遊んでいることを冷やかされるようになったという．

　小学4年になり，クラス替えで幼なじみの男の子と別のクラスとなり，遊べる友人がいなくなった．同性のクラスメイトから敬遠されるようになった．担任がみんな仲よく遊べるようにと，働きかけをしたが，状況は悪化の一途をたどったという．

　小学4年の冬休み明けから，教室に入ることができず，保健室登校となった．保健室では，学習プリント等を行ってすごし，真面目に勉強していた．たまたま体調不良で保健室にきた同級生が，本人は勉強ができるぐらい元気なのに，保健室にいるといい，本人が泣き出してしまった．このことをきっかけにして，学校に登校しなくなり，当科に来院した．

　共同注意は正常で，微細運動および協調運動に異常なく，受け答えも瞬時で良好に行える．仮面様顔貌も認めないことから，精神症状があるとはいえない．完全に学校に行けなくなってから塾に通うようになり，成績は良好と報告を受けている．以上から，神経発達症についても否定的である．生理はまだ始まっておらず，二次性徴は認められない．

　以上の状況から保護者と本人と分けて面接を行った．本人からは友だちがほしいけれど，うまくいかないのが学校にいけない理由とのことであった．一方，保護者からは（予想通り）いじめにあってから学校に行けなくなり，学校に対応を望んだが，何もしてくれないという不審感をあらわにした．

　保護者と本人両方の前で，学校には行かなくてよいから，その代わり家庭内でお手伝いをして過ごすこと，映像メディアの問題が起こらないように工夫することを話して，初回の外来を終わりにした．最後に，学校側と協議するために，学校側に接触することの許可をもらった．

　学校側との面談によれば，「いじめ」に相当する事実は確認できていないとのこと．むしろ，生真面目すぎて周囲から浮くことが多くなってきていて，気にしていたとのことであった．

　以上のことから，「ギャングエイジ」の課題の失敗による不登校と考えた．何回かの外来のたびに保護者のみと面談を行い，ギャングエイジの心理発達課題の習得が望まれることを説明し，おおむね理解を得たところで，保護者，学校，筆者による3者面談を行い，上述の方針を実施することとなった．

　小学5年の遠足に参加することから始めて，6年時初夏の修学旅行に参加することを当初の目標とした．幼なじみの男の子を同じクラスにおいてもらうことも提案した．本人には，学校に遊びに行く感覚でよいこと，友だち作りに行くのだと諭した．

　遠足や学習発表会などで，授業に参加し始めると，友だちとのトラブルが再燃した．本人との面談で，他人と自分の意見が違うのは当然であることや折り合えることの大切さを例示を含めながら，繰り返した．

　6年生になり，登校できる回数が増え，楽しい修学旅行を送れたことを契機に，不登校から脱却した．学校側には，油断せずに，中学校への申し送りと中学校の養護教諭と事前に本人が面談できるように手配をお願いした．

　中学校に入っても安定した学校生活が送ることができ，思春期の発来とともに，二次反抗期が出現してきた．二次反抗期対策を保護者に伝え，保護者が実行できていることを外来のたびに確認した．本人が希望する高校に入学し，テストの結果も良好なことを確認して，終診とした．

Unit 3-15

思春期前夜の課題と不登校・不適応
——背景にある子どもの失望に気がつこう

1 思春期前夜の課題への失敗

思春期前夜の課題とは，**こころの黒板**ができて，自分が大人になることを無意識・意識上かかわらず夢見る時期（→ Unit 2-11）である．そして，自分の同性の保護者に失望すると，この問題による不登校・不適応が生じる．女子では生理がきて 1 〜 2 年経過した頃，男子では中学校 1 年の終わりないし 2 年のはじめ頃の不登校・不適応にこのパターンが多いように思われる．

このパターンの不登校・不適応では，自分の将来に対する絶望から自暴自棄になっていることが多いことから，行動上の問題(他害，自傷，非行等)を伴うことが多い．特に非行が認められる場合には，その背景にある絶望に気が付かないと，対応を誤ってしまう．非行の背景には必ずマルトリートメントが存在する（→ Unit 1-8）ことを意識し，非行の始まりは，マルトリートメントに対する精一杯の適応行動であることを前提として，本人から話を聞くと，母子関係あるいは父子関係への不信に気が付くことができる．

思春期前夜の課題への失敗による不登校・不適応は，それ以前の行動特性からの急変が特徴的である．「とてもよい子だったのに，急に最近おかしくなって……」と保護者や学校側が訴える場合には，**思春期前夜の課題**への失敗を疑う必要がある．鑑別診断としては精神障害の発症（→ Unit 3-9）があげられる．

2 思春期前夜の課題への失敗への対応

このパターンの不登校・不適応には，将来への絶望が背景にあるので，自傷から自殺企図に至る（→ Unit 1-6, 1-7）可能性がないとはいえない．その意味で，本人とのラポート形成が一番最初の治療的介入である．本人とのラポートがとれれば，自殺企図に至る可能性がなくなるので，必ず保護者と分離した本人の面接から診察を開始する．保護者との面談は本人の後で，可能なら本人と一緒に行う．一般に本人と同性の保護者との関係性は悪いので，男子の場合には外来にこないことも極めて多い．そのような場合には，診断が正しいことの確認の意味で，両親そろっての面談の機会を作って，同性の保護者が子育てに興味がなかったり，子どもへの関心がなかったりしていることを確認しておくとよい．

本人とのラポートがとれたら，学校側に協力を依頼する．本人と同性で，本人のロールモデルになれそうな人をあてがってもらう．筆者は，このロールモデルにあたる人を**「あこがれの人」**と表現している．

「あこがれの人」が機能するようになると，不登校・不適応は軽快・消失してくる．「あこがれの人」は可能ならば担任以外のほうがよい．長く付き合ってもらう必要があるし，担任が「あこがれの人」を担った場合に，周囲の児童・生徒からみて，えこひいきにみえる可能性が高いからである．

なお，保護者の協力が得られるようなら，保護者が大人として楽しく生活しつつ，本人にかかわることをお願いしている．特に同性の保護者が，本人の不登校・不適応のことを気にせずに生活できるようになると，不登校・不適応の回復が早まることを明記しておきたい．

3 怠学型不登校とその対策

中学 1 年の冬休み・春休み明け，中学 2 年の夏休み明けが，中学校の不登校の好発時期である．ところが，筆者の診療している地域で，この時期の不登校で最も多いのは，怠学型不登校である．怠学型不登校とは，字の表現の通り，さぼったほうがましだと（本人が）考えている不登校である．

怠学型不登校は，あらゆる学年で認められる．原因として最も多いのは，**映像メディアの過剰曝露**である．A 市では小学校低学年の怠学型不登校で，広義の引きこもり（興味がないことだと外出できない）に相当する子どもが存在し，外来に連れてこられない場合さえある．次に多いのは，**学業不振**に伴う怠学型不登校である．地域によっては，知能検査結果によるIQが70以下でないと，知的障害特別支援学級に入級できず，自閉症・情緒障害特別支援学級への入級となり，該当学年の学習内容を強要される場合がある．学力不振に伴う不登校の場合は，本人の学力に合わせた学習を行い，本人の努力が実るようにすることで不登校から脱却できるが，映像メディアの過剰曝露による不登校の場合は不登校からの脱出が困難であることが多い．映像メディアの過剰曝露の問題が生じている背景には，アタッチメント症が関係しており（→ Unit 3-4），0 歳児の課題からのやりなおしが必要になるからだ．

効果は不十分であるが，映像メディアの問題による怠学型不登校では，睡眠票を用いて睡眠障害のタイプ分けを行うこと（→ 📖『発達障害の臨床』Unit 6-2 ～ 6-5）により，昼夜逆転を修正し，そのうえで，上述した**「あこがれの人」**をあてがい，あらゆる機会に学校に来てもらい，人とかかわる楽しさを教える努力を行ってもらっている．運がよければ，次の症例のように社会復帰できるが，それが望めない場合には，何らかの形で生活介護事業所や就労継続支援施設にかかわってもらい，社会参加が可能な場を残せるようにしている．

CASE 18

映像メディアの過剰曝露による不登校から脱却できた例（13歳，男子）

　乳幼児健診や小学校生活では，異常を指摘されることはなかった．成績は中の下で，標準学力検査での偏差値は，国語・算数ともに40程度（＝就労に必要な最低限程度の学力）である．

　中学校に入り，授業について行けなくなり，当初は部活に夢中になっていた．ところが，部活の新人戦で出場させてもらえなかったことを契機に，部活に参加しなくなり，不登校気味になった．家庭内では対戦型のゲームに熱中しており，中学1年の春休み頃に昼夜逆転が本格化し，その後は，一切学校に登校しなくなった．

　学校の勧めで，中学2年の秋に当科を受診した．昼夜逆転し，ゲーム，YouTubeでほぼ1日を過ごす状況であった．

　睡眠票によれば，概日リズム障害＋途中覚醒睡眠障害が認められた．保護者の協力があり，インターネット等の使用を午後8時までとし，薬物療法の調整を行った．

> **処方** ロゼレム®（ラメルテオン）　　　8 mg
> 　　　　リスパダール®（リスペリドン）　1 mg
> 　　　　　　　　　　　　　　　　　　　夜8時に服用

　最終的に上記の処方で，おおむね午後10時過ぎに就寝して，朝8時に起きる生活に戻った．中学3年になり，部活の顧問が替わったのを契機に，本人に部活を勧めたところ，ひまだからという理由で参加するようになった．

　部活の友人と過ごすことが契機となって，修学旅行にも参加したが，学校の授業には参加しなかった．夏休みに，進学先として，A市市内のフリースクールの体験入学をさせたところ，本人が気に入ったようで，早々に進学先を決定した．部活がなくなって，学校への出席は滞りがらであったが，フリースクールの中学部に顔を出すようになった．

　フリースクールの高等部を経て，自分もお世話になった教員を目指したいとのことで，大学進学し，中学校教諭となった．薬物療法は，大学在籍中に漸減中止している．

CASE 19

映像メディアの過剰曝露による不登校から脱却できなかった例（13歳，男子）

　乳幼児健診で言語発達の遅れを指摘されていた．小学校入学後に特別支援学級への入級を勧められたが，保護者の希望で通常学級に在籍していた．小学5年から特別支援学級（知的）に在籍変更をしたが，宿題等は一切せず，教員の指示に従うことはなかった．学校からの報告では，当時から，生活習慣は乱れており，ゲームやYouTubeで夜更かしして遅刻して登校しており，長期の休み明けは，登校できても周りに当たり散らしたり，暴力を振るうことが度々であったという．

　中学1年の夏休みに入って，昼夜逆転し，家庭内でも暴力を振るうようになり，当科に来院した．過去の知能検査によれば，WISC-IIIにて，FSIQ＝53で下位群での群間差はなかった．小学校時の担任によるSM式知能検査では，SQ＝35と低く，作業と自己統制が特に低い結果であった．

　睡眠票によれば，概日リズム障害＋途中覚醒睡眠障害が認められた．保護者の協力が得られず，睡眠票の提出がなかったり，記載されていなかったりしていたが，下記処方で，昼夜逆転から脱出できた．

処方	レキサルティ®（ブレクスピプラゾール）	1 mg
	デエビゴ®（レンボレキサント）	5 mg
		夜 8 時に服用

　特別支援学校高等部に進学した．学校では，自分の好きなことはするが，そうでないことの時間になると体調不良を訴えて，保健室に行ってしまう状況が続いた．作業学習には一切参加しようとせず，現場実習にも行かなかった．

　高校 2 年になって，特別支援学校への登校も滞りがちになり，家でゲームをして過ごすことが増え，夏休み明けには，完全に不登校となった．学校，相談支援事業所，医療，医療ソーシャルワーカー，児童相談所でケース会議をもち，送迎付きの生活介護事業所への進路を考えた．保護者も引きこもり状態に移行することを危惧していたため，卒業を待たずに，送迎付きの生活介護事業所への通所を開始した．当初，本人は送迎付きの生活介護事業所への通所をいやがっていたが，次第に職員にもなじみ，2 日に 1 回程度の通所が可能となった．

　新型コロナ感染症の流行で，生活介護事業所への通所が中断されたときに，家庭内でのゲーム，YouTube で過ごす時間が増え，再度昼夜逆転となり，ゲームの主人公になりきって，暴れて物を壊したり，保護者を襲いかかったりするようになった．

　やむを得ず鎮静作用が強いヒルナミン®（レボメプロマジン）を主体とする処方に変更し，鎮静がかかったところで，日中は生活介護事業所に通所させることで，昼夜逆転から脱却させたが，保護者が失踪してしまい，施設預かりとなった．

COLUMN 21 　性別違和について

　思春期前夜・思春期の課題に失敗した子どもが「異性になりたい」と訴えることがある．この訴えを聞くと，保護者を含めて周囲がどのように対応したらよいのか，困ってしまう．

　性別違和の診断基準の最初にあるように，「第一次 and /or 第二次性徴との間の著しい不一致」とあり，「異性になりたい」と訴える前から，そういう傾向が認められる必要がある．子どもは，認知発達が発達途上なので，本人の行動でそういう傾向があるときに，はじめて性別違和を疑う必要がある．たとえば，男の子なのに幼児期からスカートをはきたがったり，お人形さんをほしがったりといった具合である．なお，性別違和の問題と性的な欲求対象の問題は異なる現象である．たとえば，性別違和の問題を抱える男性が，性的な欲求対象として男性を求めるか女性を求めるかは不明である．『性別に違和感がある子どもたち』（合同出版，2017）が教科書としてわかりやすい．

　「異性になりたい」という訴えがあったら，子どもと保護者とを分離して面接する．子どもには「異性になって，何をしたいか？」を，保護者には「子どものときから，相応しい具体的な行動があったか？（たとえば，男の子がスカートをはきたがったか？）」を尋ねる．筆者がこれまでに経験したケースからすると，性別違和ではなく防衛機制の逃避（現実の自分から逃れる）であるため，具体的な答えはないので容易に鑑別できた．

　筆者は，本物の性別違和であった症例をまだ経験していない．そういう場合には，子どもに対しては傾聴に徹する．その一方で，保護者には，性別違和の診断基準から，性別違和ではないことを説明し，聞き流すように指導している．筆者の経験では，治療的介入が進むにつれて，「異性になりたい」という訴えは消失する．

Unit 3　心理発達課題からの逸脱で何が起こるか

Unit 3-16

思春期の課題と不登校・不適応
──自律の失敗は引きこもりを招くかも

1　思春期の課題への失敗

　思春期の発達課題は「自律」(→ Unit 2-11)であり，この課題の失敗は，大きな子どもができあがってしまうことを意味する．つまり支援がないと生きていけないということだ．

　子どもは生まれもっての性質である気質に加えて，環境要因による修飾を受けて，アイデンティティ(→ Unit 2-12)を形成していく．DSM-5-TR におけるパーソナリティ症群の定義では，症状が青年期または成人早期までさかのぼれることを定義していることを考え合わせると，アイデンティティの形成は，おおむね 20 歳頃であろうと想像される．

　上述のことを考え合わせると，「自律」の失敗に対して対策がとれるのは，遅くとも 20 歳頃までであり，それ以降は対策をとるというよりは，現状で可能な社会適応を探ることしかできないように考えられる．具体的には，本人や家族の希望を踏まえつつも，現状を少しずつ認識してもらい，やれる範囲で社会参加の道をさぐっていくことである．本人や家族が現状を認知することを拒否すると，最悪の場合は狭義の引きこもりとなってしまう．

　私見では「自律」の課題を失敗することは，本人にとっては極めて大きな挫折を意味しており，何らかの精神障害を発症してくることが多く，しかも治療抵抗性である．Teicher[1]らは，マルトリートメントを受けた方々は精神障害の発症率が高く，しかも治療反応性が悪いと報告しており，私見の傍証であると考えている．このことも「自律」の課題に失敗したときの対応の難しさに拍車をかけているように思われる．

2　「自律」の課題の失敗への対応

① 保護者へのガイダンスと精神障害への薬物療法

　たいていの場合，何らかの精神障害を抱えているので，その治療からスタートする．治療コントロールの指標としては，客観的に測定できる指標として，睡眠を用いる．

　DSM-5-TR でも，児童・青年における抑うつ気分の表現型として「易怒的な気分」をあげており，本人が抑うつ気分を訴えられないからである．筆者の印象では，抑うつ気分を明確に訴えてくれるのは，22 ～ 23 歳からであるように思われる．

　本人の精神障害の治療と並行して，保護者指導をしっかり行う必要がある．思春期の心理

---

[1] Teicher MH, et al. Recognizing the importance of childhood maltreatment as a critical factor in psychiatric diagnoses, treatment, research, prevention, and education. Mol Psychiatry 2022; 27: 1331-1338

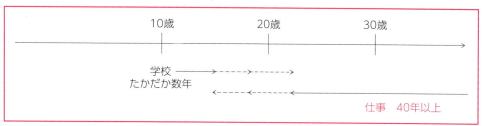

図1 本人への心理的介入―目標は就労
本図は，上段から書き始め，説明しながら書き進める．
仕事，40年以上は赤字で，40年以上の部分は患児の答えを書く．

発達課題である「**自律**」(自分の努力で自分や自分の周囲をコントロールしているという感覚を養うこと)を本人が獲得する必要があり，保護者の努力で状況が改善しても，元の木阿弥どころか，最悪の結果(引きこもり)を招きうることを理解させる．英語版 Wikipedia の Hikikomori や Kyōiku-mama の項目を提示しつつ，説明することも多い．そのうえで，本人の仕事に役立つ長所は何なのか，考えておくように保護者に宿題を出しておく．

② 本人への心理的介入(精神療法)：目標は就労

　睡眠の状況がよくなってきたら，少しずつ本人への介入を開始する．最初に行うのは図1を書きながらの説明である．「学校は15歳まで義務教育．高校に行く人もいれば，大学まで進学する人もいる．いずれにせよ，学校はたかだか数年で終わる．その後は社会に出て仕事をするけれど，それはどれぐらいの間続く？」と本人に問いかける．本人の答えを書いたうえで，「学校と仕事はどっちが大切か」と問う．本人が答えなければ，「どっちが長い？」とさらに問う．当然，答えは「仕事」である．

　「大切なのは，社会に出てから適応がよいことであって，学校ではない」「そもそも進学するのはどうしてなの？」「仕事に活かすために決まっているでしょう」と説明し，「どんな仕事につきたいと思うのかを次のときまで考えてきてね」と投げかける．

　次の外来では，たいていの場合，本人は「○○という仕事に興味がある」のような回答を返してくる．それに対して，「それは，うまくいくと思うか？」と問う．本人の回答が何であっても，「一つ考えておかなければならないことがある．仕事は苦労がつきものだ．興味があることであっても，苦労すると，興味がなくなってしまうかもしれない．興味がなくなると辞めてしまうよね」と返答し，「長所や特技を活かすほうが仕事に失敗しないよ」といって，また考えてくるように促す．

　そもそも，保護者も「本人の仕事に役立つ長所は何か」の宿題に答えられるようになるのも半年から1年かかることが多い．本人が答えられるようになるのはなおさら時間がかかる．

　生活習慣が乱れないように気をつけさせ，乱れた場合には，「小学校に入るまでにできてほしいこと」(→ 『発達障害の臨床』Unit 3-1)をわたし，このプリントが仕事が続かない人の失敗を元に作られたことを話して，生活習慣の維持をお願いすることも多い．

　こうした外来を続けているうちに，高校進学・大学進学・就職などの節目を迎える．この

ときの注意点は，保護者が本人に方向性を強要しないように繰り返し指導することである．保護者の意見に従って，本人が進路を選ぶと，進路先で失敗したときに，保護者のせいにして辞めてしまうことを何度も伝える必要がある．

なお，高校を辞めてしまっても，諦めるのはまだ早い．目標は就労であって，就学ではないからだ．まずは，睡眠票を用いて，早寝・早起きといった生活習慣の維持を行いつつ，本人の気持ちが落ち着いたら，アルバイトを勧める．アルバイトをすぐに辞めても叱責することなく，「正社員になってからでなくてよかった，よい経験になった」と話し，他の職種のアルバイトを探させ，適正がある職種を探させるとよい．

失敗が継続するようなら，精神障害者保健福祉手帳を取得して，福祉的就労の道があることを保護者に認めさせ，タイミングをみて本人にも伝えていく．実際，福祉的就労から再スタートして，一般就労に切り換えていけた症例を経験している．

COLUMN 22　引きこもりとその支援

引きこもりには，①精神障害が基盤にあるもの，②神経発達症が基盤にあるもの，③パーソナリティ症群，心身症などが基盤にあるものに，分けられるという．

精神障害が基盤にあるものでは，幻覚，被害妄想，不安などの精神症状によって対人関係をもたなくなったり，社会的活動が行えなくなったりして，生活全般にわたって意欲が著しく低下している状態だという．支援としては，精神障害の治療のための薬物療法が必須で，精神療法的アプローチも有効である．福祉の力を借りて，日常生活・就労支援が行えればなおよい．

神経発達症が基盤にあるものでは，神経発達症の診断・相談が行われず，適切な支援がなかった結果として，青年期に必要な社会生活機能を獲得できなかったり，不適切な対応によりセルフ・エスティームが低下した状態が考えやすい．神経発達症がある者は気分症群などの併存精神障害の頻度が高いため，前項に述べた精神障害の問題が自体を悪化させている．支援としては，本人や保護者に実情を理解してもらいつつ個々の能力に応じた社会参加のための再訓練が必要である．必要に応じて薬物療法を行うこともあり得る．

パーソナリティ症群，心身症，依存症などが基盤にあるものでは，何らかの性格特性，神経症的傾向が引きこもりの中心的メカニズムと思われ，厭世的で万能的な感覚が強い一方で，依存的・他罰的傾向が強く，自ら解決する動機づけに欠くという．映像メディアの問題による引きこもりも，この1例である．支援としては，家族支援を行い，家族と本人が対話できるようにすることから始め，次第に社会参加を目指すこととなる．家族グループの利用も望ましい．詳しくは，厚生労働省による「ひきこもりの評価・支援に関するガイドライン」(https://www.mhlw.go.jp/file/06-Seisakujouhou-12000000-Shakaiengokyoku-Shakai/0000147789.pdf)を参照されたい．

筆者は，精神障害が基盤にあるもの，神経発達症が基盤にあるものについては，引きこもりからの回復を得た症例を多く経験しているが，映像メディアの問題等が原因のものでは，大変難しい印象をもっている．このようなケースでは，家族自体が引きこもり以外の問題を抱えていたり，家族内で疑心暗鬼が生じやすい関係性になっていたりする．たとえば，ほめられても「うれしい」ではなく「いやがる」「裏になにかあるのでは」といった具合である．

参考
・近藤直司，他．青年期引きこもりケースの精神医学的背景について．精神神経医学雑誌 2007; 109: 834-843

Unit 4

治療的介入について

Unit 4-1

0歳児の課題の失敗への対応
——母親役・父親役の役割分担で対応

1　0歳児の課題の失敗は何を意味するか

　0歳児の課題は，アタッチメント形成：人を無条件に信用する能力（→ Unit 2-2）であり，この課題の失敗は，頼れる者は自分しかいないことを意味する．また，心理発達も一定の順序に従う（→ Unit 1-1）．よって，0歳児の課題の失敗は，それ以降の課題の誤習得につながる．したがって，しつけ不能である．

　対応はレディネスの原則（→ 📖『発達障害の臨床』Unit 2-1）により，0歳児のやりなおし（図1）である．よくある失敗は，しつけようとして失敗することである．もう一つ，うまくいっているようにみえて，長期予後を悪くする対応として暴力的対応があげられる．小・中学校で，0歳児の課題を抱えた子どもに周囲が指導しているのをみて「手ぬるい」と主張する教員のなかには，暴力的対応を行っている場合がある．管理職の見守りが極めて大切な理由である．

2　0歳児の課題の失敗＝保護者の母性・父性を期待できない

　0歳児の課題に子どもが失敗しているということは，子どもが人を無条件に信用する能力がないことを意味している．ヒトにおいては，母性形成は本能ではない．母性形成は子どもとの相互作用によって作られるので，子どもが対人関係の問題を抱えていれば，母親の母性形成が不十分であることを意味しており，母親の対応に期待できない．父親の父性も同様に期待できない．

3　0歳児の課題を抱えた子どもを，子ども集団のなかでどう対応するか

　0歳児の課題を抱えた子どもに対してコンセンサスが得られた対応指針はない．心理発達の観点から考えると，0歳児の課題を抱えた子どもに必要なのは，0歳児のやりなおし（図1）である．保育所の0〜2歳児クラスでは，何とか赤ちゃん扱いが可能であり，対応できる場合もある．しかし，3歳児クラス以降では，周囲の子どもが自我の目覚めを迎えるので，赤ちゃん扱いが周囲の子どもには，えこひいきにみえる．したがって，担任だけによる指導は不可能と考えられる．

　筆者が考えついたのは，0歳児の課題を習得させる役割分担（以降，母親役）をもうけて，個別指導する手法である．母親役は，保育所・幼稚園であれば管理職や看護師が，小学校以

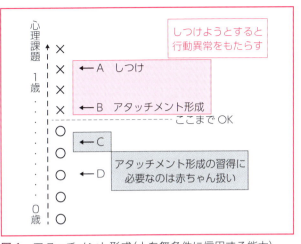

図1 アタッチメント形成(人を無条件に信用する能力)

表1 0歳児の課題を抱えた子どもに対するペアレントトレーニング技法

	母親役	父親役
増やしたい行動	母親役を頼ること	ルールを守ること
減らしたい行動	母親役を頼らないこと	ルールを守らないこと
絶対許せない行動	母親役に危害を加えること	危害を加えたり，物を壊すこと

降では養護教諭をはじめとした担任以外が行う．一方，担任の役割(以下，父親役)は，対象児の周りの子どもを，対象児の手本として行動させることである．

母親役も父親役も，チームアプローチとしての自分の対応が正しいことを確認する手段が必要であり，筆者はペアレントトレーニング技法(→ Unit 2-6)を応用することとした．

母親役(個別指導役)のめあては，対象児に0歳児の課題を再習得させることであり，父親役(担任)のめあては，対象児の手本を増やすことである．そのため役割分担によって，一つの行動に対する評価が異なる(表1)．たとえば，だだをこねて，教室から逃げ出し，母親役のところに行くことは，父親役(担任)からみれば，減らしたい行動であるが，母親役からみれば，自分を信用して頼ってくることなので，増やしたい行動といえる．このチームアプローチには校長の理解が不可欠であり，その詳細を Unit 4-4 に示した．

このようなチームアプローチによる対応手法による長期予後は，Pediatr Internatinal の拙著[*1]にあり，比較的よい結果を生むことがわかっている．個別的対応を行っていても各種の行動異常を呈していた12例のうち7例で，2～4年の介入後には個別的対応がほぼ不要となった．また，残る5例でも，家庭内での行動異常は変わらなかったが，学校における行動異常の頻度は減少した．

[*1] Yokoyama H, et al. Team-based parent training by child specialists helps maltreated children. Pediatr Int 2018; 60: 1051-1055

参考
・庄司健二，土屋隆子．「愛着障害」の子どもたちを育てるチーム対応術．小六教育技術 2016; 10: 42-45

Unit 4　治療的介入について

Unit 4-2
0歳児の課題の失敗に対する父親役（担任）の対応
——ペアレントトレーニング技法で手本を作る

1　0歳児の課題の失敗に対する父親役（担任）の役割

　Unit 4-1で示したように，父親役の役割は，0歳児の課題に失敗している本人の周りの子どもを，本人の手本として行動させることである．手本を作り上げることは，ルールを徹底し，ルールを守れる子どもを増やすことだ．

　本人は，0歳児の課題である「人を無条件に信用する能力」がないので，担任のいうことを聞こうという意志はない．本人にとって，信用できるのは自分自身だけなのである．したがって，本人の行動原理は「自分の利益」である．暴れるほうが得だと理解されれば，おしまいである．

2　ペアレントトレーニング技法を駆使して，クラスのルールを守る学級経営が担任の武器

　父親役の武器はよい行動をしている子どもが得をする学級経営である．まさに，ペアレントトレーニング技法そのものであり，増やしたい子どもが担任に相手をしてもらえるのだ．

　そのために大切なのは，**学級開き**だ．誰しも，初めて出会ったときの印象は大きい．教育現場では，担任と子どもの4月の出会いをどのように演出するか[1]の大切さを「学級開きの最初の1週間」「黄金の3日間」といった標語で表現している．この大切さを示す資料としては，学級経営に関する著書やインターネット上の資料もあり，たとえば，滋賀県総合教育センター編『滋賀県版　学級経営スタートブック（小学校編）』[2]，岡山市教育研究研修センター編『学校における若手教員育成活用ハンドブック②　学級経営編（小学校版）』[3]などがあげられ，枚挙にいとまがない．

　筆者なりに考える要点は，①クラスのルールを決定する，②クラスのルールとして，しつけの3原則を必ず入れる，③よい行動にはよいことが起こることを経験させる，の3点である．ペアレントトレーニング技法を使うと「よい行動にはよいことが起こる」ことを徹底しやすい．

---

[1] 学級経営力向上ハンドブック「未然防止」編 https://www.pref.oita.jp/uploaded/attachment/2020499.pdf （2025/1/29 閲覧）
[2] 滋賀県版 学級経営スタートブック（小学校編）https://www.shiga-ec.ed.jp/www/contents/1438588771626/files/GakkyuKeieiStartBook.pdf（2025/1/29 閲覧）
[3] 学校における若手教員育成活用ハンドブック② 学級経営編（小学校版）https://www.city.okayama.jp/cmsfiles/contents/0000037/37854/gakkyukeiei1.pdf（2025/1/29 閲覧）

124　Unit 4　治療的介入について

クラスのルールを決めるときに，次のような鉄則がある．

① **誰が判断しても同じ結果が出る**
- 子ども同士でもルールを守っているかどうか判断できる工夫が必要である．
- よって，「みんななかよくしよう」はルールとして不適切である．なぜなら，ふざけて周りに迷惑をかけても，「なかよくしている」といい張られてしまうからである．

② **いつでも，どこでも，同じ対応**
- これは，えこひいきにみえない工夫であり，0歳児の課題の習得に失敗している子どもの行動原理が「自分の利益」である以上，判断がぶれると，嫌われてしまう．

③ **子どもの努力だけで守れるルール**
- 0歳児の課題の習得に失敗している子どもの保護者には母性や父性を期待できないため，「名札を付けてこよう」ルールは，保護者に買ってもらえないので守れない．

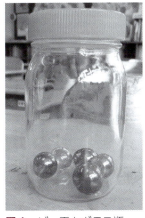

図1　ビー玉とガラス瓶

たとえば，しつけの3原則である，「返事・あいさつ・席を立つときにはいすを机に入れる」は，上記の鉄則を満たしていることがわかる．

また，母親役と協調して「よい行いをすると，よいことが起きる」ことを体験させるとよい．クラスの子どもがよいことをすると，ビー玉をガラス瓶にためる（図1）．瓶もビー玉もガラスでできているので，そっと静かに優しく入れることを学習させることができる．いっぱいたまったら，クラスでゲームをする時間というごほうびがやってくる．

3　学級経営における確認事項

①クラスのルールを守りやすくする工夫である．クラスのルールを設定するのは担任であるが，学年全体で同じルールのほうがよい場合もある．②ルールの変更は，全体の場で伝える．ルールの変更は，子どもからの提案もあり得るが，全員いる場で伝えないと，これまたえこひいきにみえてしまう．③クラスのルールを守る子どもにはよいことが起こるが，クラスのルールを守らない子どもによいことが起こってはならない．

以上は当然のように思われるが，実際には，クラスのルールを守らないことで，担任や補助員に指導を受けられる（かまってもらえる）ことで，得をしてしまうことがよくある．ペアレントトレーニング技法を確実に守っていれば，このようなことは起こらないはずだが，現実には，さぼったほうがかまってもらえて得をすることはよく認められる．

小学校では帰りの会で反省会を行う場合も多いが，この場合のチェックも「ほめる形」で行う．具体的には，「○○さんが悪いことをしました」といった報告ではなく，「○○さんがきょうはこんなよいことをしました」という報告会である．

学級経営には，学年に応じた留意点もある．低学年では，経験不足（したことがない）のチェックが必要である．保育所，幼稚園等の環境が劣悪であると，幼児期に習得すべきこと

を経験していない．このような場合には，手本となる子どもをほめて，まねをさせる必要がある．中学年ではギャングエイジ（→ Unit 2-10）への対応を確実にしたい．たとえば，担任の前とそうでないところでは行動が異なるが，その結果として痛い目に遭う体験が何よりの指導になる．高学年では，大人の魅力的な一面を意識的に提示する必要がある．特に思春期前夜（→ Unit 2-11）を迎えている女子に魅力的にみえることが大切である．教室の掲示に英語を付け加えるなど，子どもにできない側面があるとよい．また，言動が一致していることも求められる．「整理整頓しよう」といいつつ担任の机の上が整理整頓されていなければ，女子は担任のいうことを聞かなくなる．

4 学級担任ができるソーシャルスキルトレーニング（SST）

ソーシャルスキルトレーニング（SST）は，イラストを用いて，トラブル場面でどのように行動すべきなのかを教える手段である．通級指導教室等でよく行われているが，週1回のトレーニングでは，症例報告レベルの有用性にとどまる．SST の欠点としては汎化の問題があげられる．指導場所では正解にたどり着くが，実際の教室では正解の行動ができないのだ．これらを克服するために2週間のサマーキャンプで学習させる試み[4] などが知られている．

汎化の問題の解決には，トラブル等が起こった現場で指導することが必要であり，その一つが保護者や支援者をトレーナーとして活用するペアレントトレーニング技法であり，二重盲検での有効性が確認されている．もう一つの手法は，学校と家庭が協力して，SST を行う手法 School-implemented School-home intervention [5] である．学校と家庭で同じ教材（ルールブック）を用いて，SST を行う手法である．ルールブックを学校で毎日1項目ずつ学習，帰りの会で復習し，家庭でも再確認するという手法である．拙著の『まんがでわかる　よのなかのルール』（小学館，2011）（→ 📖『発達障害の臨床』 Unit 5-4）の場合だと，学級文庫において，朝の会などで1項目ずつ読み合わせをしてもらい，帰りの会でも確認するといった具合である．筆者の経験では，家庭の協力が得られると，2クール目になると子どもの行動が改善してきて，3クール目に入ると劇的な改善が得られる．家庭の協力が得られなくても，3クール目ぐらいになると，トラブルが起こっても子ども同士でルールブックをみて解決することが増えてくる．

---

[4] 山下裕史朗，他．ADHD 児童と保護者へのサマートリートメントプログラム．予防精神医学 2019; 4: 33-40
[5] Pfiffner LJ, et al. A Randomized Controlled Trial of a School-Implemented School-Home Intervention for Attention-Deficit/Hyperactivity Disorder Symptoms and Impairment. J Am Acad Child Adolesc Psychiatry 2016; 55: 762-770

参考
・庄司健二，土屋隆子．「愛着障害」の子どもたちを育てるチーム対応術．小六教育技術 2016; 10: 42-45

Unit 4　治療的介入について

Unit 4-3

0歳児の課題の失敗に対する母親役(個別指導役)の対応
——優しく見守り，手本をみせる

1　0歳児の課題の失敗に対する母親役(個別指導役)は誰が適任か

　母親役は，あくまで個別指導役であるが，いくつかの条件がある．一つは集団指導の場でかかわらない立場であることだ．Unit 4-1 で示したように，母親役の究極の目標は，アタッチメントの再習得である．このためには，対象児がどんな行動を取ろうとも優しく見守る必要がでてくる．これは保育所でさえも，3歳児クラス以降では，周りの子どもに影響を与えてしまう．母親役は，悪い行動をとっても，決して見捨てずに，よい意味で甘えさせてもらえる存在なので，他の子どもも同じ悪い行動を取ってしまうことがでてくる．小学校以降では，母親役の行動は，他の子どもからみるとえこひいきにみえてしまう．母親役は，ジェンダー(社会的役割の性)としての母親なので，男性でも女性でも可能である．よって，養護教諭や教務主任・教頭はよい候補者である．

　母親役は複数設ける必要がある．なぜなら，教員は転勤があるからだ．母親役がいなくなって，別離を本人に体験させることは見捨てられ経験につながってしまう．したがって，複数の母親役を用意する必要がある．

　加えて，対象児と母親役との相性の問題もある．筆者の経験では，母親役が女性の場合，実の母親に見た目が似ていないほうが対象児が受け入れやすい．同様に，母親役が男性の場合は，実の父親に見た目が似ていないほうが対象児が受け入れやすいようだ．

　このように述べてくると，複式学級があったり，各学年が単学級であるような小規模校では実施困難に思えるかもしれない．筆者の経験では，小規模校なのでうまくいかないということはない．小規模校の場合は，担任になっている子どもには父親役，他学年の子どもには母親役，校長は全体の父親役という役割分担を行う．このような場合，職員の負担感の大きさが問題になるが，父親役と母親役を同時に体験することになるので，校長の強力なリーダシップが期待できる場合には，職員の理解が進みやすいという利点もあるようだ．大規模校であれば，養護教諭と管理職，担任になっていない教員が母親役として活躍できる．

2　0歳児の課題の失敗に対する個別指導役(母親役)の個別支援

① 努力をほめる

　ペアレントトレーニング技法を理解していれば，当然のことであるが，ふだんからかかわるのが大切である．ペアレントトレーニング技法の神髄は，ほめるタイミングをみつけることといえる(→ 『発達障害の臨床』Unit 5-1)．減らしたい行動の場合であっても，最終

的にほめるタイミングをみつけることが必要である．また，増やしたい行動をほめることが機能しないうちは，減らしたい行動に対し相手をしない対応をしても，効果がないということは，よく忘れられがちである．

② **ライフスキルを教える**

0歳児の課題に失敗している子どもでは，本来ならば家庭内で教えられている生活に必要な能力（＝ライフスキル）を教えられていないことが圧倒的に多い．保育所や幼稚園では，ライフスキルを教えることが，保育要領や幼稚園教育要領の課題でもあるので，担任が全体指導をして，必要に応じて母親役が指導を行うというほうが進めやすいが，小学校以降ではライフスキルに関しては，既習事項となってしまい，担任が指導することは少ない．給食や掃除といった係活動や，歯磨きなどの保健指

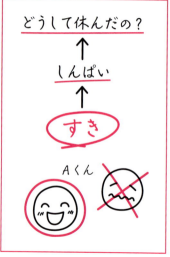

図1　母親による指導例

導の機会に母親役が個別指導するのが比較的やりやすいように思われる．ライフスキルの養成には，拙著の『マンガでわかる　おうちのルール』や『せいかつカルタ』（→ 📖『発達障害の臨床』Unit 3-6, 4-4）を用いるのもよい．このときにもペアレントトレーニング技法をしっかり活用する必要がある．なお，本人に苦言を呈するのは，母親役の仕事ではない．学級のルールを守らせる形で行い，父親役の仕事である．そのときに手本をみせるのが母親役の仕事である．

逆にいえば，ライフスキルの足りていない部分をみつけるのも，母親役の仕事である．われわれにとって当たり前のことが，対象児にとっては当たり前ではない．たとえば，「汚れたタオルで顔をふく」のは，家庭内に汚れたタオルしかないからだ．このようなときにわれわれは叱ってしまうが，当人は叱られた意味がわからない．必要なのは，清潔なタオルで顔をふく心地よさを教えることなのだ．カツ丼は大好きだが，とんかつは嫌いという子どもに出会ったことがある．聞くと夕ごはんはいつも，できあいの丼ものだという．家で炊いたごはんを食べたことがないのだ．とんかつからカツ丼を作る調理実習をすれば，とんかつのおいしさも理解できるようになる．

ある子どもは，保護者に朝に起こしてもらえないので，学校を休みがちである．あるとき，同級生から「きのう，どうして休んだの？」と聞かれて，教室を飛び出してしまった．当人は，昨日さぼったといわれると考えたのかもしれない．このときに養護教諭が図1の黒字の部分を書き，「どうして休んだの」と聞くのは"しんぱい"しているからだと話したうえで，「Aくんのことをすきなのかな，きらいなのかな」と聞くと，Aくんは，どちらなのかわからなかった．ここで，養護教諭が赤で"すき"だから，"しんぱい"して，「どうして休んだの？」と聞いたのだと説明した．Aくんは，養護教諭と一緒に教室に戻り，教室を飛び出したことに対して，養護教諭のお手本をみながら謝った．担任も謝れたことをほめ，機嫌よく授業に参加できた．「かばってもらえる」という経験もAくんにとっては，初めての体験であったようだ．

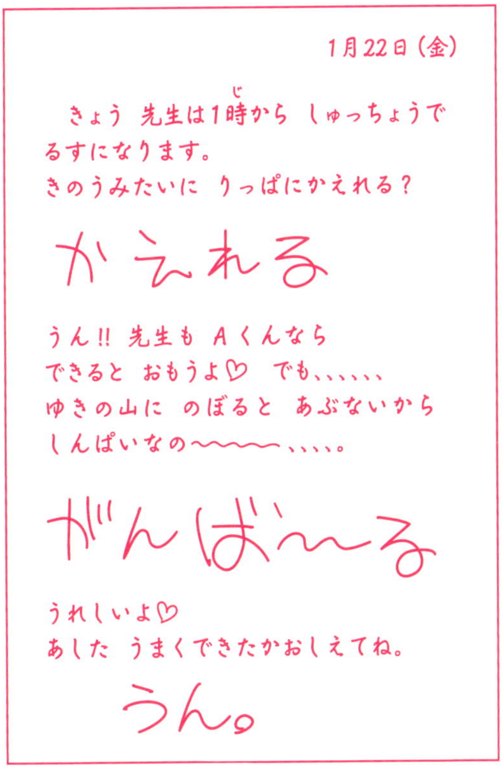

図2　母親役による「期待を示す」

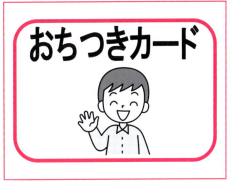

図3　おちつきカード

③ 期待を示す

　母親役の重要な仕事として，「期待を示す」というのもある．0歳児の課題を抱えた子どもは，よい行動をとることを周囲から期待された経験がない．集団下校中のトラブルが多い子どもに，養護教諭が集団下校を見守った実践例で，養護教諭が出張のため見守りができないときに，対象児と約束をした記録を図2に示す．よい行動を期待される経験に乏しいことが，悪い行動につながってしまう．

　ペアレントトレーニング技法を理解していれば当たり前のことだが，よい行動をすればよいことを体験できるということを教えることも，母親役の大きな仕事である．Unit 4 に示したチームアプローチを行うと，父親役にルールを提示され守れなかったときに，母親役に愚痴をこぼしに逃げてくるといったことも起こる．この行動は母親役を慕っている行動なので，母親役にとっては増やしたい行動，父親役にとっては減らしたい行動である．最終的にはクラスのルールを守れることが大切になるので，母親役はひと手間かけることが必要になる．たとえば，図3に示す「おちつきカード」を発行し，落ち着かなくなったときに，保健室に行くことができるカードを提案する．たとえば1日5枚まで使用可能で，使わなかった日は母親役と遊べる．保健室から教室に戻る際には，母親役は教室に行き，担任（父親役）に対して，一緒に抜け出したことを謝り，保健室でどう過ごしたかを報告する．自分から謝れたときには，ビー玉（→ Unit 4-2 図 1）ももらえる．

3　主治医ができる母親役への支援

何らかの身体疾患があると，健康管理を目的として，養護教諭が母親役としてかかわりやすいことを覚えておきたい．アトピー性皮膚炎があっても，0歳児の課題に失敗している子どもの保護者は，医師の指示通りにスキンケアをしてくれることはまれである．このような場合に，養護教諭がスキンケアをするように指示すると，スキンケアがスキンシップにつながり，毎日確実にかかわることが可能となる．

また，長期休みにせっかくの成果がもとに戻ってしまうことも多い．何らかの形でかかわり続けるように指導しておくとよい．たとえば，学校に遊びにこさせる（プールなど），家庭訪問もよい．暑中見舞いや年賀状も有用な手段だ．学校に余裕がなければ，学童保育や放課後等デイサービスで過ごさせるのも一案である．

4　思春期以降は，「あこがれの人」が母親役である

思春期以降になると，形式的操作（→ Unit 1-2）がある程度可能となるため，前述した母親役の行動を当人が「赤ちゃん扱い」に気が付いてしまう．母親役のめあては「人を無条件に信用する能力」を獲得させることであり，思春期前夜の課題（→ Unit 2-11）の主たる関係性の対象が同性の保護者であることを考えれば，同性のロールモデル（＝見習うべき模範となるような行動，手本となる人）をあてがうことが対策となり得る．

あくまで母親役なので，クラブ活動，部活や委員会活動の顧問，養護教諭などがロールモデルになりうる．放課後等デイサービスの外部の人でも可能である．

COLUMN 23　**保育所における母親役（→ Unit 3-1）**

著しいネグレクト・心理的虐待を受けた幼児では，人らしい行動がほとんど取れず，遠城寺式乳幼児分析的発達検査法で，社会性や言語が低すぎて評価不能となることがある．このような例では，本人を0歳児クラスに配置しておくと，社会性や言語の急激なキャッチアップが認められる．この場合の母親役は，0歳児クラスの赤ちゃんたちである．

暦年齢相応のクラスでなじませようとしても，本人からみれば，周囲の子どもたちが怖いので，行動できないのである．教室に入れない子どもがいる場合には，0歳児クラスでの行動を確認してみるとよい．

参考
・庄司健二，土屋隆子．「愛着障害」の子どもたちを育てるチーム対応術．小六教育技術 2016; 10: 42-45

Unit 4-4

０歳児の課題の失敗に対する校長の役割
──校長のリーダーシップの重要性

---

1 ０歳児の課題に失敗した子どもがいて，校長が人任せにすると……

　０歳児の課題に失敗した子どもの行動原理は「自分の利益」（→ Unit 4-2）である．いかに知的水準が高く，学力的な問題がなくても，集団のルールに従うより「自分の利益」に忠実である．また，その保護者は母性・父性の形成が不十分（→ Unit 4-1）なので，校内の様子を伝えても，拒絶されたり，学校教育が不適切だからと捉えられることも多い．

　このような子ども・保護者を担任任せにしていると，担任と保護者との関係性が悪化し，保護者が教育委員会をはじめとした外部機関に学校の不適切さを訴えたりするので，大問題となることも多い．外部機関とのやりとりは，校長の責務であり，看過できないことを特記しておきたい．

COLUMN 24　マルトリートメント対応における校長のリーダーシップの重要性

　ネグレクトの家庭に育ち，衣類は洗濯してもらえず，お風呂にもなかなか入れてもらえない．不潔さゆえに，拒否的にかかわる児童も存在していた．近所の大人がみかねてお世話をすることもあったようだ．担任はネグレクトを認識し，時に校長に報告はしていたが，校長は「養護教諭のかかわりを増やす」や「保護者への指導を行う」といった対策を一切取っておらず，教育委員会への報告，民生委員や児童相談所等にも連絡していなかった．

　本児は，帰宅途中に歩道橋から飛び降り自殺をした．マスコミの取材に対して，保護者は子どもが孤立し，いじめにあっていたと答えた．教育委員会は本児の存在を知らず，マスコミからの質問に立ち往生したことで，いじめを隠していると誤解を生んだ．

　教育委員会が事実を確認できたのは，新聞，TV などのマスコミが，保護者の「本児が孤立し，いじめにあっていた」との主張を，繰り返し報道したあとであった．結果として，学校側の対応のまずさが知れわたることとなった．

　本事例の問題点は，担任から報告を受けた校長が，何らの「報告・連絡・相談」をしていなかったことにある．せめて，養護教諭による児童の支援，保護者に指導したが不潔さが改善しなかったという事実があれば，マスコミの暴走を防ぐことができたといえよう．

　また自殺報道に関して，マスコミが WHO による自殺報道ガイドラインを守っていないことも大きな問題といえよう．

参考
・WHO. Preventing suicide: a resource for media professionals, update 2023　https://www.who.int/publications/i/item/9789240076846（2025/1/29 閲覧）

2 チームアプローチにおける校長の役割

ペアレントトレーニング技法を利用した父親役(→ Unit 4-2)・母親役(→ Unit 4-3)によるチームアプローチは，0歳児の課題を誤習得の子どもの行動異常に対して効果的であるが，行動異常の改善には数年以上かかる．母親役は複数必要であり，どの職員にこの役割分担を担わせるのかは，校長しかできない．また，校長の理解がなければ，長期にわたる対応計画を維持することもできない．実際，保育所時代にこのチームアプローチを受け，行動異常の改善が認められ，入学する小学校に保育所長が出向いて，管理職に経過と手法を伝えたにもかかわらず，校内で全く引き継ぎがなかった事例は，発達性トラウマ障害(→ Unit 3-11)を呈した後に，筆者の外来を訪れることとなったこともある．

父親役(担任)のめあては，対象児の手本を増やすことである．ペアレントトレーニング技法(→ Unit 2-6，→ 📖『発達障害の臨床』Unit 5-1，5-2)では，対象児の「減らしたい行動」に相手をしない対応が求められるので，ペアレントトレーニング技法を熟知していないと，対象児をしつけていないようにみえる．

母親役(個別指導役)のめあては，対象児に0歳児の課題を再習得させることである．すなわち，無条件に信用してもらうことであり，赤ちゃん扱いに似た扱いになるので，このチームアプローチを知らない周囲からみると，対象児を甘やかしているようにみえてしまう．したがって，厳しくしつけるべきだと主張する教員が出てくる．実際，対象児は自分の利害関係にうるさいので，体罰など虐待的な扱いをする教員のいうことを聞いたりするのだ．

以上から，このチームアプローチを理解していない人からみると，父親役も母親役も対象児に指導不十分にみえてしまう．よって，このチームアプローチの意味を周囲に理解させるのも校長の仕事である．また，父親役と母親役がきちんと自分の役割を果たしていることの確認も校長の仕事である．先と同様に，父親役からみると，母親役が甘やかしているようにみえたり，自分の仕事に協力していないようにみえたりするからである．また，母親役からみると，父親役がしっかりしていないから，自分が犠牲になって個別指導をしていると感じる場合もある．父親役と母親役の協力体制を維持し，その指導を認めてはげますことこそ，校長の仕事だ．

校長の仕事がたくさんあって大変なようにみえるが，実は，父親役のてだては，通常学級における特別支援教育に必要不可欠なてだてでもある．小・中学校における特別支援教育の遂行は，平成19年4月の「特別支援教育の推進について(通知)」において，校長の責務と定められており，校長自らが特別支援教育を理解し，校内体制を整備し，教員の専門性の向上を図ることが求められている．すなわち，校長が特別支援教育に関する責任を果たそうと努力するならば，このチームアプローチはむしろ福音であると考える．なぜなら，特別支援教育と生徒指導とを一括して扱えるからである．

父親役とは，通常学級における特別支援教育の手法を確実に丁寧に行うことに他ならない．作業記憶の乏しさへの配慮(→ 📖『発達障害の臨床』Unit 3-7)や微細運動能力への配慮(→ 📖『発達障害の臨床』Unit 5-5)は家庭教育に恵まれない対象児への学習指導上，有用である．

Unit 4-5

映像メディアの問題による
行動異常とその対応
——幼児期・学童期・思春期以降で異なる対策

1 映像メディアの問題による行動異常をみつけるには

映像メディアの問題が嗜虐（依存症）というべきレベルに達したときの行動上の特性については，Unit 3-3，3-4 に示したように，執着，否認，衝動性があげられる．嗜虐といえないまでも，映像メディアの問題を抱えた子どもの特性として，下記の3点があげられる．

①（あとさき）考えない，②がまんができない，③がんばれない

上記の特性は，神経発達症では考えにくい症状である．知的水準が1歳3か月に満たない子どもは上記の特性を有するという例外はあるが，たとえば，注意欠如多動症の衝動性は「ADHD とは困った子どもではない，困っている子どもだ（Barkley RA）」ということばに代表されるように，気が付くのは，やってしまったあとであって，本人がどうしてよいか困っている状況である．これに対して，映像メディアの問題による衝動性では，本人は平然としている（困っていない）のが特徴といえる．

重ね着症候群という用語の存在からもわかるように，もともと神経発達症が存在していても，その後の環境要因の問題が存在すると，外部からみると環境要因の問題しか表面に現れない．環境要因の問題を解決するともともと存在していた神経発達症の問題がみえてくる．年齢層は異なるが，映像メディアの問題でも重ね着症候群と同様の経験をしている．すなわち，映像メディアの問題が解決されると，神経発達症の症状がはっきりしてくることがある．

筆者の経験では，映像メディアの問題を抱えた子どもは，DSM-5-TR の反応性アタッチメント症/脱抑制型対人交流症（RAD/DSED）の診断基準（→ Unit 3-1，3-2）を満たすには至らないが，Zeanah ら[*1] によるアタッチメント症の暫定的な診断基準（→ Unit 3-3）を満たすことが多い．そして，その多くが，神経発達症群を疑われたり，誤診されたりして来院する．自閉スペクトラム症似の「選択的なアタッチメント対象がない」症例は Unit 3-3 に，注意欠如多動症類似の「安全基地の歪み」症例は Unit 2-8 に示した．

このような子どもを誤診しないように読者にお願いする次第である．特に，自閉スペクトラム症に対する絵カードを使うなどの代替えコミュニケーション手法は，人とのこころのやりとりを伴わないので，RAD/DSED（DSM-5-TR）やアタッチメント症の子どもに行うと，行動異常が悪化するからだ．

[*1] Zeanah CH, et al. Handbook of infant mental health, 2nd Edition. New York: Guilford Press, 2000, pp. 353-368

2 幼児期における映像メディアの問題に対する対策

筆者の経験では，幼児期において映像メディアの問題が明らかになった場合には，制限しながら使うよりも，完全遮断のほうが，本人にとっても保護者にとってもよい結果を生むように思う．具体的には，以下の準備が必要である．

① 最初の数日間が最も大切なので，両親がそろっているときに映像メディアの除去を開始する．祖父母に手伝ってもらうなど，援助が多いほどよい（保護者がひとりのときには知人・祖父母に手伝ってもらうことをお勧めしたい）．

② 映像メディアの除去のかわりに，からだを使った遊びなど，外に出てたっぷり遊ばせる必要がある．帰宅して食事をとると子どもはバタンキューで寝てしまえるように，たっぷりからだを使った遊び（→ Unit 2-5）を行う．大切なのは，人で遊ぶことであって，おもちゃで遊ばせることではない．人で遊ばなければ，対人関係を発達させることができないからだ．

③ 映像メディアの問題が明らかな子どもでは，リモコンやタブレット操作を覚えてしまっていて，自分で映像メディアをみることができるので，リモコンの電池を抜いておいたり，タブレットの充電切れにしておく必要がある．加えて，TV 等の電源コードや配線を除去しておくのもよい．

④ 保護者も子どもの前では，スマホなどの映像メディアを使わない．

以上の対策を取ると，映像メディアの除去による興奮等は数日で終わる．よい影響は早ければ数日，遅くても 1 か月以内に現れる．

東北大学の後輩たちと筆者が編纂した『映像メディアに関する支援者向けのマニュアル』と保護者用リーフレットは，https://www.ped.med.tohoku.ac.jp/support_materials からダウンロードできる．

3 学童期における映像メディアの問題に対する対策

小学校低学年までは，幼児期同様に映像メディアの除去を行うことも可能ではあるが，困難である場合も多い．このような場合には，早寝・早起きを行うことを含めて，できる限り映像メディアの曝露時間を減らすようにする．早寝することで，映像メディアの時間が減る（図 1）からである．早寝のためには，睡眠票をつけて，必要なら薬物療法を行う（→ 📖『発達障害の臨床』Unit 6-2 ～ 6-5）ことも辞さない．

Unit 3-4 に示した脳科学的なデータをみせ，ゲームやインターネット依存が，覚醒剤依存症と同じだと保護者と子どもの両方に説明するのも効果的である．

さらに，映像メディアの時間を減らすとともに，保護者と子どものかかわり合いを増やすように宿題を出すことも多い．具体的には，一緒にごはんを作る，一緒に買い物をするなどである．また，家族でボードゲームをする，マンガを読むといったこともお勧めしている．

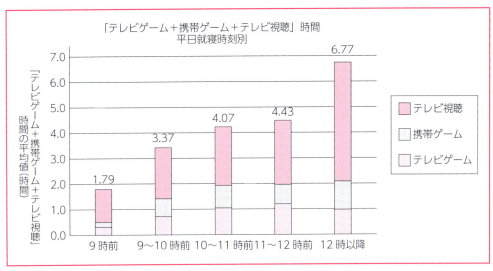

図1 就寝時間とメディア視聴時間の関係
〔高橋ひとみ．子どもの就寝時刻に関する一考察（Ⅱ）：テレビゲーム・携帯ゲーム・テレビ視聴との関連．桃山学院大学人間科学 2006; 30: 1-27〕

4 思春期以降における映像メディアに対する対策

　思春期以降は残念ながら，前述した対策を行っても，予後は不良である．二次反抗期に入っていることもあり，自分に必要だと思わなければ，大人のいうことを聞かないからだ．
　さらに悪いことに，この時期になると，学業面の難易度があがることから，映像メディアの問題を抱えている子どもは**怠学型不登校**（→ Unit 3-15）に陥っていることが多い．学校に行かないことから，映像メディアの曝露時間がさらに増えて，昼夜逆転している症例も多く認められる．
　また，保護者のほうも，子どもとのかかわり合いを増やすことができず，関係性が悪化していることも多い．現状でできることは，不登校が持続しても，家以外の行ける場所を確保してあげるぐらいしかないようだ．高校進学にあたっても，再度不登校に陥ることを前提にしておいたほうがよい．映像メディアの過剰曝露による行動異常（器物損壊，家庭内暴力など）＋昼夜逆転＋中学校における不登校の条件がそろった症例で，一般就労できたケースを筆者はまだ経験していない．福祉的就労ができればよいほうである．

参考
・Twenge JM, et al. Associations between screen time and lower psychological well-being among children and adolescents: Evidence from a population-based study. Prev Med Rep 2018; 12: 271-283
・衣笠隆幸，他．重ね着症候群とスキソイドパーソナリティ障害―重ね着症候群の概念と診断について―．精神経誌 2007; 109: 36-44

Unit 4　治療的介入について

Unit 4-6 心理的安定とカウンセリング
──トラウマの再体験にならないように

1 災害時地域精神保健医療活動ガイドラインを読もう

　本ガイドラインは厚生科学研究費補助金(厚生科学特別研究事業)の成果であり，ウェブ上に掲載(https://www.ncnp.go.jp/nimh/pdf/saigai_guideline.pdf)されている．筆者は，このガイドラインの概要を本書の読者に知っておいてもらいたいと考えている．特に知っておいていただきたいのは，心的外傷後ストレス症(post traumatic stress disorder：PTSD)に対する考え方(本ガイドライン，p.14)であり，トラウマからの自然回復を促進する条件と阻害する条件についての知識(同，p.15 〜 17)である．本書に関係して，筆者が重要と考えるのは以下の通りである．

> ※　安全・安心・安眠を実現すること
> ※　体験の内容や感情を聞き出すようなカウンセリングを行ってはならない
> 　　(psychological debriefing を行うとそのときにはよくなった感じがするが，将来的には PTSD 症状を悪化させる)

2 カウンセリングとは

　広義のカウンセリングは，社会・経済・生活の各分野における種々の専門的相談援助行為である．たとえば，就職関連，法律関連，婚姻関連など，様々な内容が含まれる．

　狭義のカウンセリングは，精神心理的な相談援助である．カウンセラーにとって，最も大切なことは傾聴である．カウンセラーの役割は，相談者(本書では子ども)に対して，明快な解決策を提示することではない．すなわち，相談者がカウンセラーに対して，自己の体験を話すことで，相談者が自己に向き合い，その作業を通じて新しい理解や洞察に自発的にたどり着くという作業がカウンセリングである．そして，相談者がカウンセリングにおける経験を生かして，実生活の問題や悩みに，主体的に相対して行けるように導くことが，カウンセリングの目的であると同時にカウンセラーの役目である．

　心理コンサルテーションとは具体的な対応策や考察を提供するものである．対象者は相談者の周囲の人々である．たとえば，本書の対象は子ども自身であるが，心理コンサルテーションの対象は保護者や教職員等の支援者である．一方で，相談者に直接的に具体的な対応策や考察を提供するのは，心理教育とよばれる．医療現場でいう精神療法である．

　ここまで説明すれば，子どもを対象としたカウンセリングには，一定の限界があることも

136　Unit 4　治療的介入について

理解してもらえることだろう．Unit 1-2 に示したように，形式的操作を利用して推論していく能力があるのは，一般的には高校生以上であるからだ．すなわち，小・中学生では狭義のカウンセリングを行っても，その作業を通じて，新たな理解や考えに及ぶことは極めて難しい．残念ながら，筆者の経験では，高校生でさえもカウンセリングに限界があるようだ．社会経験に乏しいことから，カウンセリングを行っても新たな理解や考えに及ぶことなくカウンセリングが終了してしまうのだ．社交不安症では，成人では薬物療法と認知行動療法とが同等の効果があることが知られており，保護者の強い希望で高校生に認知行動療法を行ったが，筆者の数例の経験では，何らの効果もなかった．

　筆者の経験によれば，認知行動療法的アプローチで，小児でも効果があるのは，habit reversal training のように，Unit 1-2 で示した具体的操作のみで完結する介入のみであるように思われる．anger management のような具体的操作のみで解決しないものでは，保護者自身が訓練法を覚えて，毎日訓練させないと，十分な効果をあげないようだ．

　以上，述べてきたように，小・中学生を対象としている限り，心理教育（精神療法）を行うつもりで，相手をすることが望まれ，このためには本書に書かれた内容を十分に理解していることが前提条件である．そのような能力がない者が小・中学生にカウンセリングを行うと，逆に行動や悩みが悪化する．なぜなら，子どもが話す内容は悩みごとであり，言語化することで，トラウマの再体験につながってしまうからである．したがって，子どもの悩みごとを聞く際には，トラウマの再体験にならないように，最低限にとどめる必要がある．

COLUMN 25　**東日本大震災と PTSD**

　筆者は，宮城県北部の中央部にある A 病院でずっと非常勤をしている．東日本大震災の際にも，沿岸部で対応できなくなった PTSD の子どもが何人も来院している．この子どもたちは大きく二つに分けられた．

　一つは，保護者に精神障害があったケースである．津波等のために，かかっていた医院等が閉鎖され，治療が中断されていた．A 病院は精神科も非常勤のみであり，非常時ということもあって小児科に保護者のカルテを作って，精神障害の治療をしたところ，子どもの PTSD 症状はすみやかに改善した．災害時地域精神保健医療活動ガイドラインにある「安全・安心・安眠を実現すること」を保護者の治療により実現できたと考えればよいのだろう．もう一つは，子どもが psychological debriefing（体験や心情を聞き出すケア）を受けていたケースである．すなわち，トラウマの再体験をさせられていたのだ．このようなケアをしていたのは，一部の学校カウンセラーの人々や遠くから支援に来ていた看護系の人々であった．地元のケアを中止し，保護者に「安全・安心・安眠を実現すること」という治療方針を理解させ，睡眠票を記録させて，必要に応じて睡眠障害に対する薬物療法を加味して，症状を軽減させていくことができた．

　「安全・安心・安眠を実現すること」は psychological first aid とよばれ，厚生労働省のホームページにも WHO によって作成された文書の日本語版（https://www.mhlw.go.jp/content/000805675.pdf）がある．

> **CASE 20**

父の自殺企図に付き合わされた PTSD（小学 4 年，女子）

　父，母，年長の妹の 4 人家族．もともと母は父による DV，暴言虐待があり，妹は父から体罰等の身体的虐待を受けていた．本人は父の自殺企図（高所からの飛び降り，首を絞められる等）に複数回付き合わされ，行動異常が出現し，母が離婚調停に乗り出すとともに来院した．

　症状としては，①学校で，からだの大きな男性教員にかかわられることを避ける，②父による自殺企図に付き合わされた場所の近くに行くことを避ける，③突然，過去のことを思い出して，その場にそぐわない行動をして落ち着かなくなる，④初経を向かえたときに「大人になりたくない」と泣きじゃくった，などがあった．

　養護教諭によると，その場にそぐわない行動をして落ち着かなくなって，保健室に来るのは，1 年前からであり，最近頻度が増えているとのことであった．

　離婚調停では，父が本人の親権を希望しているとのことで，PTSD であり，その原因が父であると思われる旨の診断書を作成した．父が本人に接触しようと待ち構えていることがあって，本人が恐怖を感じているとの訴えを本人から聞き取り，診断書を作成して，警察に相談のうえで，接近禁止命令の申し立てを行い，本人の安心・安全の確保に努めた．

　学校においては，学校長にお願いして，安心・安全の確保を主体に行ってもらい，その場にそぐわない行動を取った場合には，保健室に避難させ，クールダウンがすんでから，養護教諭にかかわってもらうようにお願いした．クールダウンがすんでからかかわってもらうのは，ペアレントトレーニング技法に従い，その場にそぐわない行動は「減らしたい行動」と考えるからである．詳しくは **Unit 3-5** を参照されたい．そして，体調不良を訴えた本人が，保健室を「安心・安全」の象徴として利用しやすくなるように配慮をしてもらった．

　上記の方針で，おおむね 3 か月の経過で，その場にそぐわない行動が減少し，半年後には消失した．5 年生時の担任は女性としてもらう一方で，委員会活動で小学 1 年生時の担任である男性教員にかかわってもらうことを試みた．幸いにして，本人はこの男性教員を避ける行動が認められなかったので，委員会活動を通じて，この男性教員のもとで，他の男性教員とのかかわり合いを少しずつ増やした．これは，中学校進学に向けて，教科担任制での適応をよくする目的で行ってもらったのである．5 年生の夏には母親の離婚が成立し，親権は母がもつこととなった．父とのかかわる可能性がなくなったことで，本人が本当によかったと外来で話した．この後，体調不良を訴えて保健室に行くことが激減した．

　6 年生時の担任には，委員会活動でなじんだ男性教員になってもらい，家庭でも学校でも症状がないことを確認した．

　中学校進学にあたり，これまでの詳細な経過を事前に伝え，中学校の体験入学では，小学校の養護教諭に中学校の養護教諭を紹介してもらい，中学校にも「安心・安全」な場所があることを本人に理解してもらった．

　中学校入学後の保健室利用は数回にとどまり，学校での行動異常がないことを確認した．その後も年 1 回の再来で，本人の困りごとを教えてもらったが，年齢相応のたわいのない内容にとどまっていた．高校入学後も安定していることを確認して，終診とした．

138　Unit 4　治療的介入について

Unit 4　治療的介入について

Unit 4-7 心理的問題・精神障害を抱える保護者への対応
——二つの共感を区別しよう

1 二つの共感を区別しよう

　保護者が心理的問題・精神障害(うつ病，統合失調症など)を抱えている場合に，相手に「共感」しようといわれる．この共感を示す英語は 2 種類ある．

- **sympathy**：同感，共鳴，賛成
- **empathy** ：共感，感情移入《他の対象の中に感情を移し入れること》
　　　　　　相手が何を考えているのかを理解すること

　支援者として必要なのは，当然ながら，empathy である．くれぐれも共鳴したり同感になったりしないようにしよう．empathy については，詳しくは土居健郎の『新訂　方法としての面接　臨床家のために』の第 2 章を参照されたい．

2 保護者対応のポイント

　心理的問題であろうが，精神障害であろうが，共通した特徴に**作業記憶の乏しさ**(→ 📖『発達障害の臨床』Unit 3-7)があげられる．子どもと同じく，対策は「ひとめでわかる工夫」と「ことばをけずる」ことである．

① 面接の時間は短時間で
　作業記憶に乏しいので，長時間の面接だと，心理的問題・精神障害を抱えた人は，自分に都合のよいことだけ覚えて，一番大切なことはすっかり忘れてしまっていることもよくある．多忙を理由に，15 分ほどしか時間が取れないことを，最初に断るのもよい．

② 相手からの話には，聞く態度をみせる
　話を聞きながら，要点をまとめて，相手に了解を得る．心理的問題・精神障害を抱えた人は，要点がまとまらない話を延々とする場合が多いので，聞き手のほうがいらだってることも多い．ところどころ(2 ～ 3 分に 1 回程度)で，要点をまとめて，それでよいかどうかを聞くようにする．

③ 聞く態度はみせても，話の内容を肯定したり，否定したりはしない
　相手のいうことを，まじめに取り合ってはいけない．相手が問題を抱えていることを，心から理解しておくことが最も大切である．たとえば，相手の話を肯定すると，すべてを肯定してもらったのだと勘違いされる．また，否定すると，人格を否定されたがごとく，怒るかもしれない．

④ 話を聞き終わったら，自分ひとりでは，返事をしない

　　面接の最後に，相手の話の要点をまとめて，その内容が正しいことを確認する．「わかりました」といってはいけない．相手がすべて認めてもらえたと勘違いするからである．「あなたがおっしゃったことは，○○ということですね．これについては，××(誰か担当を決める．責任の所在がはっきりする人)と相談してみます」と伝えて話を終えてしまう．

⑤ 返事をするときには，複数の人がいるところで

　　聞いた要望などについては，たいていの場合，相手の誤解・思い込みなので，関係者一同で確認して，そのような事実の有無を，担当が複数の人がいるところでお話しする．

⑥ 返事をするときには，箇条書きで記載してわたす

　　話をするだけだと，心理的問題・精神障害を抱えた人は，混乱がひどくなる．作業記憶が乏しいので，覚えていられないからである．よって，返事は必ず，箇条書きで記載してわたすようにする．

　　また，理由付けはできるだけ簡単に．作業記憶が乏しいので，複雑な理由を丁寧に説明しても，説明のあらましを覚えていることが難しいのだ．

⑦ 事実の積み重ねを記録する

　　面談での様子など，事実の積み重ねをしていくと，心理的問題・精神障害を抱えた人の要望には，矛盾がたくさんでてくる．この矛盾した記録の山を，きちんと保存しておくことが大切である．記録を保存しておくと，相手の病状の動向がわかり，どういうときなら，話を受け入れてくれやすいかがわかる．

⑧ 相手の感情に振り回されない

　　心理的問題・精神障害を抱えた人の感情は，非常にうつろいやすいのが特徴である．したがって，感情面での相手をしない工夫が必要となる．感情面での動き(病状の評価を含む)に対して，相手をしない(受容はするが，相手はしない)のが肝要である．すなわち，相手の話は聞くが，それを評価しない，こちらの気持ちもいわない工夫が大切である．

　　相手の気持ちを理解するよりも，相手がどう理解しているかをつかむほうが大切である．相手の感情をあなたが理解したと考えるなら，あなたも精神障害にかかったのと同じだ．

⑨ 自分を信じること(心理的問題・精神障害を乗り越えることは可能だと信じる)

　　正しい社会的な認知構造を理解させ得れば，症状で周りが悩まされることはなくなる．また，そのような認知構造を作ることが，そのまま治療につながる．だから，排除することばかり考えていると，本人も正しい社会的な認知構造を理解できるようにならないし，周囲の人たち(あなた自身)も困り続けることになる．

⑩ どうにもならないときには，情報共有を徹底する

　　支援者が子どもの行動を改善すると，保護者との協力関係を構築できる場合もある．そのような場合には保護者にもペアレントトレーニング技法を用いて，保護者の労をねぎらう必要がある．ところが，子ども行動改善を喜ばない保護者も存在する．その場合は，子どもを保護者から守る方針に変更する必要が出てくるので，あらゆる機関で情報共有を図る．要保護児童対策協議会に登録するのもよい．

索　引

和文索引

◆あ
アイデンティティの形成　63
あこがれの人　113, 114, 130
アタッチメント　27, 29, 40, 43, 46, 49, 91, 101
　──── イヤイヤ期　43
　──── からだを使った遊び　46
　──── ペアレントトレーニング技法　49
アタッチメント形成　36, 101, 122
アタッチメント症　73, 78, 101, 106, 114, 133
安全基地　36
安全基地の歪み　74

◆い・う
依存症（嗜虐）　19
　──── 自傷行為　19
一次反抗期　55, 56, 58, 106
イヤイヤ期　42, 43, 104
陰性の変化　84
運動発達　5

◆え・お
映像メディアの過剰曝露　115
映像メディアの問題　45, 75, 77, 78, 80, 95, 98, 114, 133
　──── 感受性が高い子ども　78
　──── 薬物療法　80
親面接式自閉スペクトラム症評定尺度テキスト改訂版　68, 70, 107

◆か
回避症状　84
解離症群　81, 82
カウンセリング　136
学業不振　114
覚醒度　84
学級経営　124, 125
学校基本調査　91
葛藤　3
家庭内暴力　81
仮定に基づく推論　56, 60
過敏性腸症候群　14

からだを使った遊び　46
感覚運動段階　6

◆き
気分症群　96
虐待と脳機能　16
ギャングエイジ　59, 62, 65, 110
ギャングエイジの課題　112
急性ストレス症　87
共依存　65
共感　139
協調運動　53
協同遊び　53
共同注意　39, 41, 68
起立性調節障害　12
起立性調節障害に伴う頭痛　13
緊張型頭痛　13

◆く
空白禁止　109
具体的操作　9
具体的操作期　7, 56
虞犯少年　30

◆け
形式的操作　9, 110, 137
形式的操作期　7, 60, 61
傾聴　89
言語発達　45
原始的防衛機制　108

◆こ
向社会性道徳判断　8, 63
校長の役割　131, 132
合理化　89
こころの黒板　58, 60, 113
子ども虐待　15
コンフリクト　3

◆さ
災害時地域精神保健医療活動ガイドライン　136
作業記憶の乏しさ　139
三項関係　40

141

◆し

自我の目覚め　51，106
自己中心性　51
自殺　24
自殺企図　24
思春期　60
自傷行為　19
しつけの基本　42，103
質的な障害　95
疾病利得　25
自閉スペクトラム症　40，49，68，95，107
社会的微笑　39
社交不安症　98
重症度〈子ども虐待〉　17
就寝時間とメディアの視聴時間　135
趣旨説明　56，107，109
小1プロブレム　107，109
消化器症状　14
象徴的思考期　6，7
衝動性　72，79
　―――　脱抑制型対人交流症　72
　―――　注意欠如多動症　72
　―――　メディア依存症（嗜虐）　79
自律　60，62，117
神経発達症群　11
心身症　12
心的外傷後ストレス症　84，137，138
侵入症状　84
心理検査　18
心理的反応　10
心理発達　2，5，6
　―――　Piaget　6
　―――　運動発達　5
　―――　原則　2
　―――　認知発達　5
心理発達課題　3，34，99

◆す

頭痛体操　14
ストレンジシチュエーション法　36

◆せ

精神障害　12，117
精神症状　10
精神療法　136
性的虐待　81
生徒指導提要　58
性別違和　116

摂食症群　28
前操作期　6
選択的アタッチメント対象がない　73

◆そ

ソーシャルスキルトレーニング　126
素行症　29

◆た

怠学型不登校　114，135
代理 Münchausen 症候群　17
脱抑制型対人交流症　71，72，101
男女差　62

◆ち

チームアプローチ　132
父親役　124
知的発達　35
知的発達症（知的障害）　93
チャム　61
中1ギャップ　62
注意欠如多動症　71，72，107
直観的思考期　6，7
治療的退行　54

◆と

土居健郎　10
特別支援教育　132
友田明美　16
トラウマの再体験　137

◆な

中川信子　44
中根　晃　60

◆に・ね

二次反抗期　61
日本式民主主義　100
認知行動療法　137
認知発達　5
ネグレクト　41

◆は

バウムテスト　18
破壊的な行動障害の進展　29，106
曝露療法　83
発達性トラウマ障害　101，132
母親役　127
反抗挑発症　29，55，103，106
　―――　一次反抗期：違い　55
反応性アタッチメント症　68，101

◆ひ

引きこもり　119

非行　29, 60, 113

微細運動　53

否認　89

否認の 3 段階　79

ヒルナミン®　26

◆ふ

不安症群　97

不適応　90

不登校　90

―――― 映像メディアの問題　98

―――― 学校基本調査　91

―――― 原因　92

―――― 誘因　91

不登校・不適応

―――― learning disabilities　94

―――― アタッチメント形成　101

―――― 気分症群　96

―――― ギャングエイジ　110

―――― しつけの基本　103

―――― 自閉スペクトラム症　95

―――― 知的発達症　93

文章完成テスト　18

◆へ

ペアレントトレーニング技法　49, 52, 83, 106,
　123, 127, 132

―――― 解離症群　83

―――― 校長の役割　132

並行遊び　53

片頭痛　13

ベンダーゲシュタルトテスト　18

◆ほ

保育所　69

防衛機制　3, 4, 108

母性形成　122

◆ま・み・め

マルトリートメント　15, 29, 38, 113

三つ子の魂百まで　48

メディア依存症　78

◆や・よ

薬物療法　80

抑圧　89

◆ら・り・れ

ライフスキル　128

臨床心理学　2

レジリエンス　83

レボメプロマジン　26, 80

◆わ

わからない〈精神症状〉　10

わかる〈心理的反応〉　10

欧文索引

ADHD 評価スケール　107

ADHD-RS（ADHD-Rating Scale）　107

Ainsworth M　36

BGT（Bender Gestalt Test）　18

Bowlby J　36

DBD（disruptive behavior disorders）　29, 106

DSED（disinhibited social engagement disorder）　71, 101

DTD（developmental trauma disorder）　101

Erikson EH　34

LD（learning disabilities）　94

PARS-TR（Parent-Interview ASD Rating Scale-Text Revision）
　68, 70, 107

Piaget J　6

prosocial moral reasoning　8

psychological first aid　137

PTSD（post traumatic stress disorder）　84, 137, 138

RAD（reactive attachment disorder）　68, 101

School-implemented School-home intervention　126

SCT（Sentence Completion Test）　18

SST（social skills training）　126

Zeanah CH　73

著者紹介

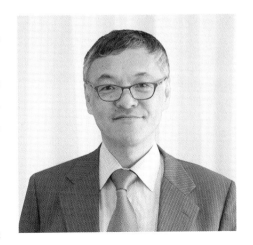

　私は，学習障害がある子どもを初めて診たときに，この子どもにどう教えるかを探ることが「治療」だと，勘違いをした．教育の問題だと思わなかった「勘違い」が，医師でありながら，教育書を著わす変わり種を生んだ．外来でも学習指導を行ってきた．本著でも，個別の指導計画・個別の教育支援計画に踏み込んでいるが，他に類例がないと自負している．

近況
　孫が生まれた後に，本書を書き進めてきた．本当に本書の通りに心理発達課題を習得していくさまを観察して喜んでいる．

【略　歴】

昭和 62 年 3 月　　東北大学医学系研究科卒業

平成 6 年 3 月　　東北大学大学院医学系研究科卒業，医学博士

平成 8 年　　　　　ヨーロッパヒスタミン学会優秀賞
平成 10 年　　　　日本小児神経学会優秀論文長嶋賞を受賞
平成 10 年 10 月　東北大学医学部附属病院小児科にて，知的発達支援外来を主宰
平成 19 年 4 月　　山形大学医学部看護学科　臨床看護学講座　准教授
平成 21 年 2 月　　山形大学医学部看護学科　臨床看護学講座　教授
平成 28 年 4 月　　福島県立医科大学　ふくしま子ども・女性医療支援センター　教授

【連絡先】

〒 960-1295　福島県福島市光が丘 1 番地

TEL：024-547-1385（子ども・女性医療支援センター）

FAX：024-547-1386

e-mail：hiroyuki-yokoyama@umin.net

- **JCOPY** 〈出版者著作権管理機構 委託出版物〉
  本書の無断複写は著作権法上での例外を除き禁じられています.
  複写される場合は,そのつど事前に,出版者著作権管理機構
  (電話 03-5244-5088,FAX03-5244-5089,e-mail：info@jcopy.or.jp)
  の許諾を得てください.
- 本書を無断で複製(複写・スキャン・デジタルデータ化を含み
  ます)する行為は,著作権法上での限られた例外(「私的使用の
  ための複製」など)を除き禁じられています.大学・病院・企
  業などにおいて内部的に業務上使用する目的で上記行為を行う
  ことも,私的使用には該当せず違法です.また,私的使用のた
  めであっても,代行業者等の第三者に依頼して上記行為を行う
  ことは違法です.

子どもの心理発達の臨床
定型発達からわかる！アタッチメント症(愛着障害),
不登校・不適応の支援と対応

ISBN978-4-7878-2502-5

2025 年 4 月 11 日　初版第 1 刷発行

著　　者	横山浩之	
発 行 者	藤実正太	
発 行 所	株式会社 診断と治療社	

　〒 100-0014　東京都千代田区永田町 2-14-2　山王グランドビル 4 階

　TEL：03-3580-2750(編集)　03-3580-2770(営業)

　FAX：03-3580-2776

　E-mail：hen@shindan.co.jp(編集)

　　　　　eigyobu@shindan.co.jp(営業)

　URL：https://www.shindan.co.jp/

本文イラスト　横山園子,松永えりか(フェニックス)

印刷・製本　広研印刷 株式会社

© 株式会社 診断と治療社, 2025. Printed in Japan.　　　　　　[検印省略]
乱丁・落丁の場合はお取り替えいたします.